中国中老年人健康机会不平等研究

于翠婷 著

中国财经出版传媒集团

中国财政经济出版社

图书在版编目（CIP）数据

中国中老年人健康机会不平等研究／于翠婷著．--
北京：中国财政经济出版社，2021.8
ISBN 978 - 7 - 5223 - 0573 - 8

Ⅰ.①中…　Ⅱ.①于…　Ⅲ.①中年人－健康－研究－
中国 ②老年人－健康－研究－中国　Ⅳ.①R193

中国版本图书馆 CIP 数据核字（2021）第 111016 号

责任编辑：陆宗祥　高文欣　　　　责任印制：史大鹏
封面设计：孙俪铭　　　　　　　　责任校对：胡永立

中国财政经济出版社 出版

URL：http：//www.cfeph.cn
E - mail：cfeph@ cfeph.cn

（版权所有　翻印必究）

社址：北京市海淀区阜成路甲 28 号　邮政编码：100142
营销中心电话：010 - 88191522
天猫网店：中国财政经济出版社旗舰店
网址：https：//zgczjjcbs.tmall.com
北京财经印刷厂印刷　各地新华书店经销
成品尺寸：147mm×210mm　32 开　8.375 印张　188 000 字
2021 年 8 月第 1 版　2021 年 8 月北京第 1 次印刷
定价：49.00 元
ISBN 978 - 7 - 5223 - 0573 - 8
（图书出现印装问题，本社负责调换，电话：010 - 88190548）
本社质量投诉电话：010 - 88190744
打击盗版举报热线：010 - 88191661　QQ：2242791300

前　言

2020 年世界银行报告公布的 GDP 总量排行数据显示，中国为世界第二大经济体。在经济取得长足发展的同时，我国居民是否也享受到经济发展带来的福利？健康水平作为衡量福利的一项重要指标，我国居民健康是否也得到了提高和发展呢？《"健康中国 2030"规划纲要》给出推进"健康中国"建设的总体战略，把健康摆在优先发展的战略地位。《"十四五"卫生与健康规划》明确提出把人民健康放在优先发展的战略地位，强调要全面提高人民健康水平，促进健康公平。随着中国人口老龄化趋势日益严重，如何全面提高老年人健康水平、促进老年人健康公平具有重要意义。

本书利用微观调查数据重点探究我国中老年人健康机会不平等程度及影响因素。以机会不平等理论为依据，重点研究了以下三个方面对健康机会不平等的影响：一是在事后补偿原则下，健康机会不平等程度的测度，客观环境因素对健康机会不平等的影响。二是在自由回报原则下，提高个体主观努力程度，是否能够缩小健康机会不平等程度。三是代际经济支持作为老年人养老收入的主要来源之一，其对健康及健康机会不平等有何作用？

本书按照提出问题、分析问题、解决问题的逻辑将研究分为八章展开，主要做了以下研究工作：第 1 章为导论。以党的十九大报告和《纲要》两个重要文件为依据，以人口老龄化为研究背景，得出本书的主要研究方向：如何提高中国中老年人健康水平，中国中老年人健康机会不平等程度大小如何以及如何缩小中老年人健康机会不平等。第 2 章为健康水平现状分析。利用宏观、中观和微观相应健康水平指标，对我国居民健康及健康不平等现状进行描述性统计分析，使用不同衡量不平等的指标对我国中老年人健康不平等程度进行初步测算，给出本书研究的数据基础。第 3 章是对国内外现有相关研究文献的梳理和总结。一方面，探究出机会不平等理论的研究框架，健康生产水平相关的理论前沿，这为后续健康生产函数的扩展奠定理论基础。另一方面，梳理出测度机会不平等的计量经济方法，为后续的实证分析计量模型的扩展和改进奠定建模基础。第 4 章在机会不平等理论框架下对健康生产函数进行扩展。依据数据基础和理论基础，对健康机会不平等内涵进行界定并设计了健康机会不平等原则；将机会不平等理论与健康投资函数相结合，推导出个体效用函数达到最大、最优投资以及成本最小化的均衡条件。理论结果发现，健康产出水平与客观环境、主观努力、健康投入时间紧密相关且自由回报原则视角下主观努力会受到客观环境影响。第 5 章在事前补偿原则下，重点研究了"看得见的手"如何通过客观环境因素手段调控健康机会不平等。MM 分解结果发现：我国中老年人整体健康水平存在明显的城乡、沿海与内陆差异。客观环境因素对于健康差异的影响主要体现在禀赋差异上，而个人主观因素对于健康差异的影响主要体现在系数差异上，城乡、沿海内陆间差异会随着分位数的增加而增大。"看得见的手"能够为改善健康机会不平等做贡献。第 6 章在自由回报原则下，探究努力因素对于健康水平和健康机会不平等的影响。通过 PSM 模型得到健康的反事实分布，并使用泰尔指数及其分解公式测算健康的机会不平等程度。第 7 章将代际经济支持分别看作是养老负担和家庭养老。探究老年人收入重要来源之一的代际经济支持因素对于健康及健康机会不平等的影响。利用 Erreygers 指数测算了与养老负担相关的健康机会不平等程度。此外，重点研究了农村地区家庭养老以及不平等对健康的影响。第 8 章对全书研究内容及所得结论进行总结，给出提高中老年人健康以及缩小健康机会不平等的措施。

近年来，随着老龄化进程的加速，人口学、社会学和健康经济学等学科均将老年人纳入到重点研究对象。老年人健康问题更是引起全社会的广泛关注，与此相关的研究较为丰富且各有特点。本书的内容是笔者对于中国中老年人健康机会不平等进行研究所取得的最新成果，主要创新性体现在以下几个方面：第一，研究思路方面的创新。本书从研究视角和研究框架两方面拓宽了健康机会不平等研究的新思路和新体系。虽然现有文献中有关于健康不平等的研究较为丰富，但大多数集中在健康结果不平等，鲜有文献探讨健康机会不平等且主要集中在医疗卫生机会不平等方面。通过将机会不平等理论纳入健康生产函数中，深入地研究了健康机会不平等的内涵、原则设计、经济理论及不同原则对应下的主客观因素对于健康机会不平等的作用，形成较为全面的研究健康机会不平等的框架。第二，本书对健康经济理论进行了扩展。首先，从健康水平本身出发给出健康机会不平等概念，并结合健康特有的属性——不能在市场中被自由买卖，给出了研究健康机会不平等的原则框架；其次，对健康生产函数进行了扩展，推导出了最优投资、最小成本对应的均衡条件。最后，给出可用于实证分析的健康生产函数对应的计量模型，以及后续分析中涉及的理论基础，即成本最小化时均衡条件。第三，研究方法上的创新。首先，对 MM 分解方法进行了扩展，将两阶段分位数回归的思想与 MM 分解方法相结合，给出了具体分解过程并应用于实证。其次，将匹配估计的思想应用在健康反事实分布的构造上，刻画客观环境相同的个体，主观努力因素对健康有影响。最后，对 Erreygers 指数的内涵进行重新定义，权重用养老负担的程度来界定，以此来研究与代际经济支持相关的健康机会不平等程度。第四，研究视角上的创新。一方面，研究了对健康机会不平等有影响的主观努力因素方面，以往研究将关注点集中在客观环境因素方面。重点研究了个体通过提高努力程度能否改善中老年人健康水平以及缩小中老年人健康机会不平等程度，亦从侧面验证通过个体主观努力是否能够改变命运，为缩小健康机会不平等程度提供了新的研究视角。另一方面，拓宽了收入与健康关系的研究视角，在外部环境视角和个体本身视角下，分别将代际经济支持看作"养老负担"和"家庭养老"两个方面。测度了与养老负担相关的健康机会不平等程度，以及家庭养老及其不平等对于农村老年人健康的影响。

在此，我要感谢我的恩师鲁万波教授，感恩您将我带进学术研究的殿堂，学生定当带着老师的叮嘱和教诲继续前行，不负师恩。同时感谢我研究团队中的柯睿、喻继银、夏少锋、别斯明对本书研究内容给予的帮助和指点。感谢我的父母、老公和女儿对我研究工作的支持、鼓励和理解。

最后，要特别感谢四川省哲学社会科学项目（SC18TJ031），西南石油大学青年教师"过学术关"资助项目（201899010065）的资助。正是由于这两项资金的资助，此书才得以与各位读者见面。由于笔者的水平和写作时间有限，书中难免存在疏漏之处，望广大读者朋友和相关领域学者予以批评指正。

于翠婷

2021 年 6 月

于成都

目　　录

第1章 导 论

1.1 研究背景

自 1978 年改革开放以来，我国经济发展取得了巨大飞越。1978 年我国国内生产总值仅为 3 678.7 亿元，人均国内生产总值为 385 元。到 2020 年底，我国国内生产总值已达到 1 015 986 亿元，人均国内生产总值已达到 72 447 元[①]。在不考虑通货膨胀的前提下，2020 年的国内生产总值约是 1978 年的 276 倍。同时，我国居民的健康水平也取得了极大的改善，图 1 - 1 给出了改革开放以来平均预期寿命[②]。由图 1 - 1 可知，我国平均预期寿命持续增加，女性平均预期寿命高于男性的平均预期寿命。具体来看，1982 年全国人口的平均预期寿命仅有 67. 77 岁，2015 年全国人口的平均预期寿命已达到 76. 34 岁。短短 33 年间，预期寿命已增加了 8. 57 岁。《2016 年世界卫生统计》报告显示，进入

---

① 数据来源于《中国统计年鉴》，http://data. stats. gov. cn/easyquery. htm？cn = C01。

② 数据来源于人口普查数据库和国家数据库，http://data. stats. gov. cn/easyquery. htm？cn = C01。

21世纪以来，人类的预期寿命增长了5岁，是20世纪60年代以来出现的最大增幅。2015年全球人均寿命为71.4岁，其中男性69.1岁，女性73.8岁。对比2015年的数据结果来看，无论是平均预期寿命，还是男性或女性平均预期寿命均高于全球平均值。

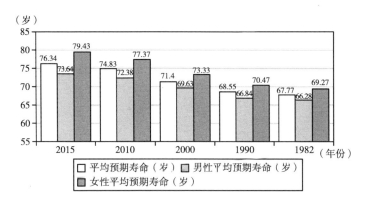

图1-1 改革开放后我国平均预期寿命

我国《"健康中国2030"规划纲要》（以下简称《纲要》）提出推进"健康中国"建设的总体战略，把健康摆在优先发展的战略地位。同时，对我国居民的健康水平提出了新目标，预计到2030年我国人均预期寿命达到79岁，人均健康预期寿命显著提高。新的目标必然带来新的挑战和困难，《纲要》作为今后15年推进健康中国建设的行动纲领，要求把健康融入所有政策，全方位、全周期保障人民健康，大幅提高健康水平，显著改善健康公平。《"十三五"卫生与健康规划》明确提出把人民健康放在优先发展的战略地位，再次强调要全面提高人民健康水平，促进健康公平。可见，健康已经成为国家、政府、人民关注的重要问题，到2030年，"全面提高人民健康水平"和"促进健康公平"成为两个新的目标和要求。

党的十九大报告指出，中国特色社会主义进入新时代，"人民日益增长的美好生活需要和不平衡不充分的发展之间的矛盾"是中国社会的主要矛盾。2020 年我国已全面建成小康社会，随着我国经济的不断增长，物质资源形式的不断扩充，人民对物质和精神文化的需求提出了新的要求。按照马斯洛的层次需求理论，在新时代的背景下，我国人民的物质文化生活将面临着更高的需求。尤其是人口老龄化、生态环境遭到破坏、生活方式发生转变，这给推进健康事业持续发展提出了新的挑战，在中国特色社会主义进入"新时代"的今天，《纲要》指出，我国健康发展的新矛盾为"健康服务供给总体不足与需求不断增长之间的矛盾"。那么，如何解决健康发展的矛盾成为了健康经济学领域研究的新课题。

目前，我国社会生产力水平总体上显著提高，社会生产能力在很多方面进入世界前列，然而"发展不平衡不充分"成为更为突出的问题，这将成为新时代下，满足人民日益增长的美好生活需要的主要制约因素。同样，我国居民健康水平的发展仍然存在不平衡现象。具体来说，从划分对象上看，健康不平等主要体现在地区失衡、城乡失衡和性别失衡；地区差异方面，西部地区健康不平等程度高于中部地区，而中部地区高于东部地区（王洪亮等，2017）；城乡差异方面，在生理上，农村老人优于城镇老人，而在心理上，城镇老人优于农村老人（李建新和李春华，2014）；性别差异方面，曾宪新（2010）发现，我国男性老年人健康水平明显好于女性老人。上述分析均是在健康结果不平等的基础上进行讨论的，政府部门如何通过伸出"有形的手"制定相应的政策来缩小健康发展不平等程度成为新的研究课题。

随着人类社会健康水平的不断提高，国际社会越来越关注

"老龄健康"问题。日本在 1995 年成立了日本国立长寿科学研究所（NILS）专门研究老年医学以及相关社会福利政策；美国国立卫生研究院（NIH）每年与"老龄健康"有关的科研经费近 100 亿美元，占 NIH 总经费的 35% 左右；英国政府在 2007 年 12 月宣布投入 13 亿英镑对包括"老龄健康"在内的四大关键领域（其他三大领域分别为气候变化、能源和全球安全）进行研究（王俊等，2012）。可见，对老年人健康现状及变化趋势的认识是应对老龄化挑战、制定有效政策的基本前提，对老年人健康问题的研究已成为国家战略的重要组成部分。截至 2016 年底，我国 65 岁及以上老年人占比为 10.85%。根据人口老龄化社会的国际定义①可知，我国已经进入老龄化状态，老年人的健康问题更应该引起全社会关注。老年人往往也是对于健康需求最多的群体，随着年纪的增加，健康水平会呈现下降的趋势（曾宪新，2010）。由于城乡二元体制结构的存在，城镇和农村的经济发展水平呈现不平衡的状况，2016 年底，城镇居民人均可支配收入为 33 616.25 元，农村居民人均可支配收入为 12 363.41 元，城镇居民人均可支配收入约是农村居民人均可支配收入的 2 倍多。因此，更应该注重农村老年人的健康水平。《纲要》指出"公平公正"是建设健康中国重要的原则之一，应当以农村和基层为重点，逐步缩小城乡、地区、人群间健康服务和健康水平的差异，促进社会公平。在我国社会主义进入新时代的今天，如何通过制定相应的政策来缩小中老年人健康发展不平等程度显得尤为重要。

---

① 人口老龄化社会的国际定义：指一个国家或地区 60 岁以上老年人口占人口总数的 10%，或 65 岁以上老年人口占人口总数的 7%。

1.2　研究意义

Grossman（1973）最早指出将健康看作是一种人力资本要素，放到经济增长函数中。健康对于经济增长具有明显的促进作用，而在推动我国居民健康水平发展的过程中，应着力解决好健康水平发展不平衡不充分问题。健康的平等性研究是一项世界范围的重要社会课题，健康状况事关人类的福祉。尤其是在人口老龄化日益严重的今天，老年人的健康问题更不容忽视。对于健康机会不平等的研究也是健康经济学研究中一个十分重要的问题。接下来，本书从健康、健康不平等、健康机会不平等三个方面来阐述研究意义。

（1）研究健康的意义

拥有健康的生活是一种好的生活方式。人们不断去追求并为之付出努力的目标之一，就是拥有健康的身体和生活。人类福利有多个维度，健康则是其中最为重要的一个维度。人作为社会的最小单位，不仅是社会发展的受益者，同时也是发展的创造者（Sen，2002）。健康是人类发展的基础，如果说人失去了健康的身体，或更为狭义地界定为残疾或是患有疾病，这些均会导致人不能正常的参与到社会活动中，影响人的教育、社交活动、精神心理状况、收入状况、婚姻等其他社会维度方面，个体间的健康不平等也会导致个体相应的其他社会发展维度的不平等。因此，一个拥有较少物质或资源但身心健康的个体，另一个拥有较多物质但身体患有残疾的个体。与前者相比，后者处于劣势地位（Sen，1999）。可见，健康比财富更为重要。健康既是人们赖以谋生的工具，也是让人们能够享受其劳动成果的保证（Deaton，2003）。此外，健康是个体幸福的直接组成要素（Anand，2002）。人类一切活动均是建立在身体健康基础上。因此，挖掘健康的内在价值对社会发展和人类谋福祉具有重要现实意义。

（2）研究健康不平等的意义

平等和自由一直是人类所追求和向往的目标之一。然而以整个社会为主要对象，人作为社会最基本的单元，人与人之间的平等性是社会所向往的大同世界。最早关于不平等的研究，起源于收入不平等（雷欣和陈继勇，2012），且很多国内外学者在该领域展开过深入研究。但从现实意义上来看，收入不平等属于事后发生过程，而与之相关的教育不平等和健康不平等属于事前过程。如果能够在事前缩小健康不平等，进而就会缩小收入不平等。个体拥有较高的健康水平，能够输出更多的劳动力，有更多的时间和精力投入教育上，进而提高个体的收入水平。在宏观视角方面考量，最早黄永昌（1994）通过实践证据表明，人口预期寿命每增加 10%，人均国内生产总值会平均增加 1.1 个百分点，即健康状况是促进经济增长的重要因素。然而，严重的健康不平等会对社会和经济发展造成不良的后果。根据缪尔达尔（1957）提出的收入不平等的循环积累因素关系理论①，健康水平过低，人民的身体素质、教育水平、劳动力投入得不到支持，劳动力素质下降，劳动带来的生产力效率下降，相应的产出水平下降，导致人们的收入水平下降，致使生活质量等方面下降，进而导致健康水平进一步下降。综合来看，健康不平等具有"扩散"效应。政府通过构建合理健康保障体系，提高居民的生活质

---

① 董剑：缪尔达尔经济思想评介 [D]. 对外经济贸易大学，2007 年，第 7 页。

量，缩小人们之间的健康不平等程度，从而形成较为平等的健康
机会，这样就会给人们带来更多且良好的劳动产出，进而促进经
济增长。健康水平的提高又会促进下一代的健康形成累积效应，
根据循环累积效应，经济才会得到快速和良性的发展。可见，为
了确保经济增长的平等性，以及缩小社会成员之间的机会不平
等，深入研究健康不平等具有重要实践意义。

（3）研究健康机会不平等的意义

上述健康不平等是健康的结果不平等而非机会不平等。相比
于结果不平等，机会不平等的研究更为重要。著名经济学家吴敬
琏指出，中国的不平等问题，不是结果不平等，最重要的不平等
在于机会的不平等①。政治经济中提及效率与公平之间关系，是
相互替代的关系（厉以宁，1996），但这里面强调的公平是结果
上的平等，而非机会上的平等，而机会上的平等和效率是正相关
的。正如我国城乡二元体制，农村居民由于户籍的限制，难以享
受到城镇居民享受的养老保险。"新农保"政策实施以来，农村
居民有机会享受到类似的福利待遇。城乡居民医疗保险（合并城
镇居民和新型农村合作医疗保险）使得城镇和农村居民享有同样
的机会，进而对健康的保障效率大大提高。可见，机会平等与效
率之间是正向促进关系。正是源于这一前提，为了实现健康中国
建设，提高居民健康水平的同时，也应该显著地缩小健康机会不
平等程度。

综合上述分析，研究健康机会不平等与健康中国的建设和社
会经济公平稳定发展之间具有重要关系。大幅度提高健康水平，

---

① 吴敬琏："中国收入差距主要源于机会不平等"，https://www.chinanews.com/
2001－05－24/26/93297. html，2001年5月24日。

显著改善健康公平，这两点是建设健康中国，全面建成小康社会的重要目标。从经济社会稳定发展的视角，提高健康水平有助于全民更好地享受社会发展带来的福利，能为经济发展带来素质更好的劳动力投入。在人口老龄化日益严重的状况下，提高老年人的健康水平，不仅有助于减轻老年人的医疗负担，还能使老年人在退休和晚年享受到更好的生活，享受经济发展带来的福利。因此，改善健康公平性，尤其是改善城镇和农村地区之间老年人健康机会不平等问题，有利于实现全民健康覆盖，促进社会的公平性和公正性。可见，对于健康机会不平等的研究具有重要的实践意义和政策意义。

1.3 研究思路和研究框架

国内外有关健康及健康不平等相关问题的研究和分析主要是从以下几个方面展开：一是基于宏观视角来探究健康和经济增长的关系。二是寻找准确衡量健康的指标和方法。三是通过实证分析找出影响健康的主要因素及作用途径，主要集中在收入、教育、生活方式、社会经济地位等对于健康的影响。四是构建合理衡量健康不平等的指标并测量纯粹健康不平等程度或通过计量回归模型分解来测度不同样本间健康不平等差异程度。研究视角主要集中在与收入相关的健康不平等和健康卫生资源（包括卫生支出）方面不平等。五是专门研究对健康有显著影响的因素且相应的政策发生了改变，重点讨论政策变动对于健康及健康不平等的影响。本书将研究视角主要集中在上述内容的第四点和第五点。

从建设健康中国的政策应用视角，"大幅度提高健康水平"

是效率,"显著改善健康公平"是公平。传统政治经济理论框架下效率和公平是相互矛盾且对立的(厉以宁,1996)。但本书从"显著改善健康机会不平等"的角度出发,这里的"健康机会平等"与"大幅度提高健康水平"两者之间是相互统一和促进的关系。在这一理论的基础上,研究健康机会不平等。首先,从事实及国情出发找出本书研究的具体问题和研究内容;其次,通过对宏观、中观和微观数据对我国健康不平等现状进行初步探索及对现有文献进行梳理具体明确本书的研究内容、理论基础和建模基础;再次,设计健康机会不平等理论研究框架,并在此框架下对健康生产函数进行扩展,为后续的实证分析建模奠定经济理论基础;最后,结合实证分析结果,为提高中老年人健康水平及缩小健康机会不平等程度提出政策建议。图1-2给出了本书的研究思路框架图,具体研究内容主要包括以下几个方面:

第一,研究问题的提出。第1章研究背景主要是以党的十九大报告和《纲要》两个重要文件的内容为依据进而得出了本书的主要研究方向:一是如何提高中国中老年人健康水平;二是我国城乡间中老年人健康机会不平等程度有多大;三是如何缩小中老年人健康机会不平等程度。

第二,研究的理论基础。第2章利用宏观、中观和微观相应的健康水平指标,对我国居民健康及健康不平等现状进行描述性统计分析,给出本书研究的数据基础;通过对国内相关文献进行梳理和总结,一方面,探究出机会不平等理论的研究框架,健康生产水平相关的理论前沿,这为后续健康生产函数的扩展奠定理论基础;另一方面,梳理出测度机会不平等的计量经济方法,为后续的实证分析中计量模型的扩展和改进奠定建模基础;同时,从文献中分析和寻找出现有研究的不足之处,并在以往研究的基

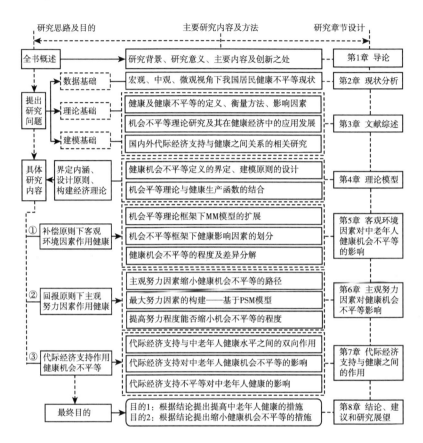

图 1-2　研究思路框架图

础上指出本书的创新之处。

第三，确定具体研究内容。本书的主要研究内容可概括为四个方面：一是在依据数据基础和理论基础，对健康机会不平等内涵进行界定，并且将机会平等理论与健康生产函数进行结合，在机会不平等框架下，对健康生产函数进行扩展。二是在事前补偿原则下，主要探究政府可控的客观环境因素对于健康机会不平等的测度。三是在自由回报原则下，通过 PSM 模型构造最大努力

程度。研究个体将努力达到最大时，是否能够缩小健康机会不平
等程度。四是在外部环境视角和个体本身视角下，探究老年人收
入重要来源之一的代际经济支持因素对于健康及健康不平等的影
响。其中，上述第二、三、四点与第一点中的经济理论紧密结
合，并根据研究内容的不同，利用与之相匹配的计量模型对其进
行实证分析。

　　第四，针对上述四个研究内容所得出的结论进行总结和整
理，提出提高中老年人健康水平的措施以及缩小健康不平等的具
体措施。在本书最后，给出未来进一步研究的方向。

第2章　我国居民健康水平不平等现状分析

　　现有关于健康不平等的研究主要来源于社会事实和社会现象。为能够清楚地从宏观、中观和微观三个方面了解我国居民健康的现状及其特征，找出健康发展过程中存在的规律和问题，深入探究健康发展背后的原因和机理，以便政府和个人能够为"健康中国"的建设献计献策。于是，在展开研究之前，本章将分别基于宏观层面、中观层面和微观层面对我国居民健康状况进行描述性统计分析。

　　本章宏观层面研究所用数据来源于《世界卫生统计报告》和《中国卫生统计年鉴》。由于《中国卫生统计年鉴》2008年之前的数据中主要疾病死亡率指标的统计口径与现行口径不同，所以居民宏观健康研究数据范围为2009年至2017年；中观数据和微观数据均来源于中国健康与养老追踪调查（China Health and Retirement Longitudinal，简称CHARLS）数据库。CHARLS数据是由北京大学国家发展研究院主持、北京大学中国社会科学调查中心与北京大学团委共同执行的大型跨学科调查项目。该数据库主要用于研究中国人口老龄化这一问题。其调查对象为45岁及以上中老年人家庭及个人，调查样本主要包含了三期，即 2011 年、2013 年和 2015 年。社区调查数据覆盖了全国 28 个省份（海南、宁夏和西藏 3 个省份未包含其中），450 个社区。微观数据 2015 年调查数据家（户）数量达到了 1.24 万户。该数据库是研究老年人相关问题的高质量微观数据库。从问卷内容来看，社区调查问卷包含基本信息、基础设施和活动场所、人口和劳动力、企业及工资、外出务工及迁移情况、医疗保险和健康状况、社会保障政策、社区历史、流行病和自然灾害、生产收入及物价、访问员观察共 11 部分的内容；全国家（户）调查问卷由 8 个模块组成：家（户）登记表，基本信息，家庭、健康状况与功能，医疗保健与保险，工作退休与养老金，收入支出与资产，住房特征和访员观察。中观数据使用的是 2011 年 CHARLS 社区数据库，微观调查数据使用的是 2015 年的调查数据。本书对 CHARLS 微观数据库进行了如下筛选过程：第一，考虑到收入是影响健康的重要因素（江求川，2015），且农村地区的收入均是家（户）收入形式。于是，本书将调查对象设定为家（户），以 2015 年数据为主，将家（户）中的一个受访者作为研究对象。第二，由于是跟踪调查数据，很多跟踪调查的个人信息在 2011 年公布的数据上面。且由于研究跨度较少，样本量足够大。于是，本书主要以 2015 年的微观调查数据为主，通过 ID（个体唯一的身份编码）和 HouseholdID（家（户）唯一的身份编码）将 2011 年和 2013 年与之对应的变量进行匹配。第三，为了增加客观环境因素，按照 communityID 序列将 2011 年社区数据与家（户）数据进行匹配。第四，由于调查的测量误差难以避免，为了确保数据的稳健性，剔除了 2011 年和 2015 年前 1% 和后 1% 的极端值（王朝明和胡棋智，2008；陈东和张郁杨，2015）。第五，经过上述多步筛选后，仍然存在样本缺失问题。由于个体之间是独立的，所以使用 MissForest 的方法（Stekhoven 和 Bühlmann，2012）对缺失数据进行填补。经过上述多步筛选后，最终样本量的个数为 6 042。

测量不平等的方法有很多种，衡量健康水平的指标同样也很多。本章使用多种指标来对我国居民健康水平进行衡量，以便更为全面地反映我国居民健康水平现状的各个方面。为更为直观地观测我国居民健康不平等程度，本书使用了三种常用衡量不平等的方法，即基尼系数、阿特金森族指数和泰尔指数（巫锡炜，2011）。基尼系数和阿特金森族指数主要是基于社会福利函数推导所得，泰尔指数是广义熵指数的一种特殊情况（巫锡炜，2011），是基于信息理论得到。通过使用三种不同方法对健康不平等程度进行测度，从不同视角下确定结论的稳健性和准确性。

2.1 13 个大世界经济体之间期望寿命、健康期望寿命的对比分析

从 2017 年公布的 2015 年全球各国 GDP 总量情况来看，中国的 GDP 总量排在第二名（见表 2-1）。可见，我国经济总量已经取得非凡的成绩。在经济取得长足发展的同时，我国居民是否也享受到经济发展带来的福利，健康水平作为衡量福利的一项重要指标，我国居民健康是否也得到了提高和发展呢？图 2-1 绘制了 2015 年 GDP 排名在前 13 个国家的出生期望寿命和出生健

康期望寿命①。表 2 - 1 还给出了 2008 年、2013 年和 2014 年 13 个国家的出生期望寿命和出生健康期望寿命。

表 2 - 1　13 大经济体 GDP、期望寿命和医疗支出情况

GDP 总量 排名	国家	发达 程度	2015 年 GDP 总量 （万亿元）	出生期望 寿命（岁）			出生健康期望 寿命（岁）			政府卫生支出占总 支出的比重（%）		
				2008	2013	2015	2008	2013	2015	2007	2012	2014
1	美国	发达 国家	130. 8106	78	75	79. 3	70	69	69. 1	19. 5	20	21. 3
2	中国	发展中 国家	82. 7122	74	69	76. 1	66	68	68. 5	9. 9	12. 5	10. 4
3	日本	发达 国家	32. 9996	83	79	83. 7	76	75	74. 9	17. 9	20	20. 3
4	德国	发达 国家	24. 6720	80	76	81	73	71	71. 3	18. 2	19. 3	19. 6
5	英国	发达 国家	17. 3954	80	76	81. 2	72	71	71. 4	15. 6	16. 2	16. 5
6	法国	发达 国家	17. 3295	81	78	82. 4	73	72	72. 6	16. 6	15. 8	15. 7
7	印度	发展中 国家	16. 4780	64	58	68. 3	56	58	59. 5	3. 7	4. 3	5

---

　　① 本章使用预期寿命和健康预期寿命来衡量健康水平的原因在于：尽管期望寿命反映了一个人在特定环境下，基于当前的死亡率，预计可以生活的年数，但不能反映其生活的健康状况。仅死亡率统计资料不能充分描述和比较不同人口的健康状况，因为这低估了由慢性病引起的健康不良的负担，却没有提供任何非致命性健康结局的信息。而出生时"健康期望寿命"描述了一个人预计可以"身体健康"的生活的平均年数，考虑了由于疾病或外伤而不能完全健康的生活的年数。因此，它包括了致命和非致命性的健康结局及全世界最普遍的听力失聪、视力受损和精神疾病等失能（参见：世界卫生统计报告）。

续表

GDP 总量 排名	国家	发达 程度	2015 年 GDP 总量 （万亿元）	出生期望 寿命（岁）			出生健康期望 寿命（岁）			政府卫生支出占总 支出的比重（%）		
				2008	2013	2015	2008	2013	2015	2007	2012	2014
8	巴西	发展中 国家	14.0587	73	66	75	64	65	65.5	5.4	12.1	13.8
9	意大利	发达 国家	12.9792	82	77	82.7	74	73	72.8	13.9	14	13.7
10	加拿大	发达 国家	11.0825	81	77	82.2	73	72	72.3	18.1	18.5	18.8
11	韩国	发达 国家	10.3349	80	72	82.3	71	73	73.2	12.1	11.7	12.3
12	俄罗斯	发展中 国家	9.9269	68	69	70.5	60	61	63.3	10.2	8.9	9.5
13	澳大 利亚	发达 国家	9.3919	82	77	82.8	74	73	71.9	17.6	17.8	17.3
西太平洋 区域						76.6			68.7			12.3
全球						71.4			63.1			11.7

注：GDP 数据来源于《2017 年世界银行报告》。期望寿命、健康期望寿命和政府卫生支出占总支出的比重数据来源于《世界卫生统计报告》。

　　综合分析可以发现：第一，对比印度、巴西和俄罗斯，中国居民的预期寿命和健康预期寿命均高于这三个发展中国家；第二，中国居民的预期寿命和健康预期寿命仍低于其他发达国家；第三，2015 年，中国居民的预期寿命为 76.1 岁，健康期望寿命为 68.5 岁。2015 年西太平洋区域预期寿命平均为 76.6 岁，健康期望寿命平均为 68.7 岁。全球预期寿命平均为 71.4 岁，健康期望寿命平均为 63.1 岁。虽然，中国居民的健康水平高于全球的健康平均水平，但是却低于西太平洋区域健康水平的平均值。由此可知，虽然中国的经济总量位居世界第二，但居民的健康水平有待进一步改善。

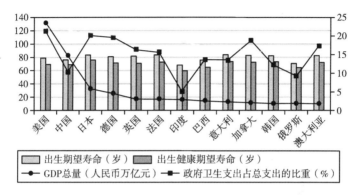

图 2 - 1　2015 年 13 个国家的 GDP、期望寿命和 2014 年卫生支出对比[①]

医疗卫生是改善和保持健康水平的重要手段和途径，本章使用政府卫生支出占总支出的比重来衡量一个国家在卫生方面的投入力度。卫生支出作为预期寿命的先行变量，无论是从表 2 - 1 还是从图 2 - 1 中均可以看出，政府卫生支出占总支出的比重分别与预期寿命、健康预期寿命之间呈现正向关系，即某国政府卫生支出占总支出的比重越大，其预期寿命、健康预期寿命也越高。以日本为例，其经济总量位居全球第三，2007 年、2012 年、2014 年其政府卫生支出占总支出的比重分别为 17.9%、20%、20.3%，尤其是 2012 年和 2014 年，其卫生投入仅次于美国（排名第 1 位）。伴随卫生投入力度的增强，日本的预期寿命、健康预期寿命均居于世界之首。与经济总量排在前 6 的发达国家相

---

① 图 2 - 1 横坐标为 13 个国家的名称，左纵坐标为 GDP 和预期寿命，右纵坐标为政府卫生支出占总支出的比重。

比，中国作为唯一的发展中国家，其政府卫生支出占总支出的比重最低，预期寿命和健康预期寿命也最低。尤其2014年，中国政府卫生支出占总支出的比重为10.4%，其数值分别比美国、日本、德国、英国和法国低10.9%、9.9%、9.2%、6.1%和5.3%。2015年中国的期望寿命尚未突破80岁，健康期望寿命尚未突破70岁。由此可见，中国要想提高居民健康水平，应进一步提高政府卫生支出占总支出的比重。

2.2 不同视角和衡量指标下我国居民健康不平等程度分析

2.2.1 我国主要疾病死亡率和居民两周患病率的城乡差异

在中国城乡二元体制的背景下，城镇与农村居民之间的健康状况存在较大差异。根据国家宏观统计数据，图2-2和图2-3分别给出了主要疾病死亡率和居民两周患病率的演化图。从图2-2可明显看到，2009~2016年来农村主要疾病死亡率高于城镇主要疾病死亡率，且两者之间的差距呈现先减少后增加的趋势，2014~2016年城乡之间的死亡率差异在逐渐增大。如图2-3所示，城镇居民和农村居民的两周患病总体持续走高，但城镇居民的两周患病率远高于农村居民的两周患病率。这说明农村居民对医疗的使用率远远低于城镇居民，这可能和农村地区的医疗保障种类较少，农村居民的医疗卫生知识较为匮乏等有关。综合来看，无论是代表健康状况的预期寿命、主要疾病死亡率还是居民

两周患病率，城镇居民的健康状况和农村居民的健康状况之间均
存在明显差异，且主要疾病死亡率指标和居民两周患病率指标显
示城乡居民健康状况的差异呈现扩大趋势。

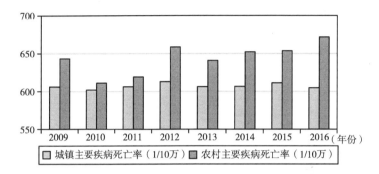

图 2－2　主要疾病死亡率[①]

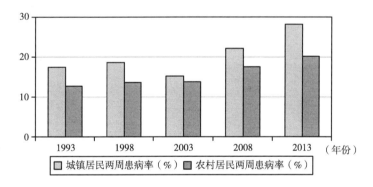

图 2－3　居民两周患病率[②]

[①]　图 2－2 中横轴为年份，纵轴为主要疾病死亡率。数据来源于 2009～2016 年
《中国卫生统计年鉴》，2008 年之前主要疾病死亡率指标的统计口径与现行口径不同。

[②]　图 2－3 中横轴为年份，纵轴为居民的两周患病率（调查前两周内患病人数
（或例数）/调查人数 ×1 000），单位为百分比。数据来源于《中国卫生统计年鉴》，
该变量的调查为每五年一次。

2.2.2 社区死亡率不平等现状

由于 CHARLS 社区数据库中仅给出了"最近三年（2008 ~ 2010 年）总的死亡人数是多少？"且死亡率是常用于衡量健康的指标（马光荣，2011）。本章根据死亡率的计算公式（社区死亡率＝社区死亡人数/社区总人口数）进而测算出近三年的每个社区对应的平均死亡率①。从表 2 - 2 中死亡率的均值可看出，全样本下社区的平均死亡率为 6.97‰，城镇和农村的平均死亡率分别为 3.63‰和 8.42‰，农村社区人口平均死亡率为城镇的两倍多。从统计检验结果来看，无论是 T 检验还是 Wilcoxnon 秩和检验结果均证实，在 5% 的显著水平下，城镇地区居民的死亡率均值与农村地区居民的死亡率均值之间均在显著差异。这与宏观指标主要疾病死亡率得到的结论相同，即农村地区居民的死亡率远高于城镇地区居民的死亡率。

表 2 - 2　　　　　　　社区死亡率的统计分析

样本	样本量	均值	中位数	标准差	T 检验	Wilcoxnon 检验	基尼系数	阿特金森指数 ($\varepsilon = 1$)	泰尔指数
总体	422	6.97‰	5.29‰	17.44‰	—	—	0.3983	0.2986	0.2661
城镇	128	3.63‰	2.45‰	4.32‰	8.1484 ***	9.4680 ***	0.4787	0.3628	0.4009
农村	294	8.42‰	6.51‰	20.54‰			0.3308	0.2155	0.1852

注：* 代表 p 值 < 0.1，** 代表 p 值 < 0.05，*** 代表 p 值 < 0.01。

① 经测算，本章社区死亡率的平均数为 6.97‰，而统计年鉴给出的 2008 年死亡率为 7.06‰，2009 年死亡率为 7.08‰，2010 年死亡率为 7.11‰，这三年的平均值为 7.083‰。对比来看，本章测算的死亡率与统计年鉴给出的死亡率相差较小。因此，使用 2008 ~ 2010 年社区平均死亡率来衡量社区居民健康水平是较为合理的指标。

表 2 - 2 同时分别给出了总体、城镇和农村样本下，社区居
民死亡率的不平等程度。通过基尼系数、阿特金森指数和泰尔指
数这三种不平等测度指标结果明显可以看出：第一，我国社区居
民死亡率存在一定程度的不平等。国际上尚未对健康不平等程度
设定范围，按照收入不平等的测度分析，通常把 0.4 作为贫富差
距的警戒线，大于这一数值容易出现社会动荡。若按照这个标
准，从全国社区样本数据的基尼系数结果为 0.3983，已然接近
0.4 这一数值。因此，我国居民健康不平等程度应该引起社会的
关注和重视。第二，城镇社区居民死亡率不平等程度大于农村区
居民死亡率不平等程度。虽然城镇社区居民死亡率比农村低，但
其不平等程度却较高，其对应的基尼系数数值 0.4787，已然超
过了 0.4 这一警戒线。因此，在提高居民健康水平的同时，应该
重点关注健康不平等程度。

2.3 不同衡量指标下我国中老年人健康不平等程度分析

2.3.1 中老年人收入来源与健康

多数研究已证实收入是影响健康的重要因素（陆杰华和郭
冉，2017）。那么，我国老年人收入的主要来源是什么？根据第
六次人口普查数据（见表 2 - 3）可知，60 岁以上老年人收入的
主要来源为劳动收入、离退休金养老金、最低生活保障金、财
产性收入和家庭其他成员供养。从全国整体样本来看，60 岁以
上老年人的收入主要来源于劳动收入、离退休养老金和家庭其

他成员供养，其中 40.72% 来自家庭其他成员供养。若将家庭其他成员供养看成是"家庭养老"。那么，我国目前的养老模式主要还是以家庭养老为主；从城乡对比分析来看，城镇老年人收入主要来源于离退休金养老金和家庭其他成员供养，其中 50.1221% 来自离退休金养老金。农村老年人收入主要来源于劳动收入和家庭其他成员供养，这两种收入方式所占的比重已经达到了 88.9225%。综合上述分析可知，一是养老金对于农村地区甚是缺乏；二是家庭养老仍然是主流的养老模式，农村地区养老负担较大，老年人到了 60 岁仍然要通过劳动获得收入来源。

表 2 - 3   第六次人口普查老年人收入来源与健康   %

收入来源分类		老年人	健康状况			
			健康	基本健康	不健康但生活能自理	生活不能自理
全样本	劳动收入	29.0730	18.3814	9.7338	0.9236	0.0343
	离退休金养老金	24.1151	12.2691	9.6161	1.7491	0.4809
	最低生活保障金	3.8934	0.7390	1.4957	1.3677	0.2909
	财产性收入	0.3686	0.1851	0.1399	0.0378	0.0058
	家庭其他成员供养	40.7200	11.6082	17.5682	9.4717	2.0719
	其他	1.8299	0.6380	0.7757	0.3541	0.0621
城镇	劳动收入	12.9430	8.9467	3.7113	0.2721	0.0129
	离退休金养老金	50.1221	25.7596	19.9223	3.4602	0.9800
	最低生活保障金	3.1072	0.7909	1.2940	0.8335	0.1888
	财产性收入	0.6104	0.3326	0.2239	0.0454	0.0084
	家庭其他成员供养	31.3602	11.7372	13.4136	5.0012	1.2081
	其他	1.8571	0.7866	0.7686	0.2482	0.0537

续表

收入来源分类		老年人	健康状况			
			健康	基本健康	不健康但 生活能自理	生活不 能自理
农村	劳动收入	41. 1782	25. 4619	14. 2535	1. 4126	0. 0503
	离退休金养老金	4. 5975	2. 1448	1. 8815	0. 4649	0. 1063
	最低生活保障金	4. 4834	0. 7000	1. 6471	1. 7686	0. 3676
	财产性收入	0. 1871	0. 0743	0. 0769	0. 0320	0. 0039
	家庭其他成员供养	47. 7443	11. 5113	20. 6860	12. 8267	2. 7202
	其他	1. 8095	0. 5265	0. 7809	0. 4336	0. 0685

注：表中第 3 列表示的是老年人不同收入来源总和占总收入的比重。第 4 ~ 7 列表示的是不同健康状况下不同收入来源总和占总收入的比重。

从宏观视角来看，我国面临着较大的养老负担。据预测，到 2050 年我国 60 岁以上老年人占总人口的比重将由 2000 年的 10% 增加到 30% ，而老年人口赡养比（25 ~ 64 岁壮年人口规模/65 岁以上人口规模）将由 2000 年的近 13：1 下降到 2.1：1。且"421"形式家庭数目增加，这意味着未来我国人口的赡养负担越来越重。传统意义下，"家庭养老"是我国农村养老的重要手段，根据 2013 年 CHARLS 调查数据统计结果发现，62.0211% 农村老年人认为将来养老的生活来源出自子女，29.73% 农村老年人认为将来养老的生活来源出自养老保险，剩余 8.25% 人群认为出自其储蓄、商业养老保险及其他方面。

在此基础上，将样本按照健康状态进行四类划分，表 2 - 3 给出了不同收入来源与四种健康状态之间的关系。从老年人劳动收入与健康占比结果来看，健康状态越好，老年人劳动收入水平也越高；从家庭其他成员供养情况来看，所得结论与上述不同，并非健康状况越好，家庭其他成员供养情况收入越高。而是，

"基本健康"状态下,家庭其他成员供养占总收入的比重最高。从"不健康但生活能自理"方状态来看,农村地区12.8267%的老年人收入来源于家庭其他成员供养,甚至超过了"健康"状态下的占比。城镇地区仅5.0012%的老年人收入来源于家庭其他成员供养。综合上述分析,农村地区养老负担较大,且健康状况较差时,其养老负担更重。据此,有两个问题急需解决:第一,如果能大力提高农村地区老年人的健康状况,能否减轻养老负担?第二,通过何种途径才能够改善农村地区老年人的健康状况,进而缩小与城镇地区之间的差异?

2.3.2 个体自评健康、整体健康水平不平等现状

CHARLS微观个体数据库中有关于健康水平的问题较为丰富,调查的对象主要是45岁及以上的中老年人。用于评价健康的指标主要为:第一种,自评健康状况,根据问题:"您觉得您的健康状况怎么样?是极好,很好,好,一般,还是不好?"可以获得数据。第二种,15岁以前身体状况。以此可以用来衡量健康初始禀赋情况。第三种,身体功能障碍与认知和抑郁两个部分,通过虚弱指数(Rockwood等,2005)的构造方法[①]。首先,将身体功能障碍相关问题构造成"躯体健康"指标,将认知和抑郁相关问题构造成"精神健康"指标,然后再分别将"躯体健康"和"精神健康"综合构造成"整体健康"指标,其中,身体功能障碍(躯体健康)对应的问题为12个,认知和抑郁

---

① 整体健康指标、躯体健康指标和精神健康指标的构造方法将在第5章中给出详细的介绍。

（精神健康）对应的问题为 26 个，具体构成的问题详见表 2-4。

表 2-4　　　　　　　整体健康指标的构成

精神健康（Health^m）		躯体健康（Health^b）		13	管钱有困难吗
序号	变量名称	序号	变量名称	14	自己穿衣服有困难吗
1	记忆力怎么样	1	过去两年有没有摔跤	15	自己吃药有困难吗
2	因一些小事而烦恼	2	有没有过髋骨骨折	16	经常为身体疼痛而感到苦恼吗
3	做事时很难集中精力	3	视力问题	17	交通事故或意外伤害且影响日常生活
4	感到情绪低落	4	听力问题	18	现在跑或慢跑 1 公里有困难吗
5	觉得做任何事情都很费劲	5	牙齿是否已经掉光	19	现在走 1 公里有困难吗
6	对未来充满希望	6	做家务的时候有困难吗	20	在椅子上坐时间久了再站起来有困难吗
7	感到害怕	7	自己吃饭有困难吗	21	您连续不停地爬几层楼有困难吗
8	睡眠不好	8	起床下床有困难吗	22	弯腰、屈膝或者下蹲您有困难吗
9	很愉快	9	上厕所有困难吗	23	把手臂沿着肩向上伸展有困难吗
10	感到孤单	10	控制大小便有困难吗	24	提 10 斤重的东西有困难吗
11	感觉无法继续生活	11	洗澡有困难吗	25	从桌子上拿起一小枚硬币有困难吗
12	对生活的满意程度	12	做饭有困难吗	26	自己去商店买食品杂货有困难吗

首先，从 2015 年 45 岁及以上中老年人自评健康的分布来看
（表 2 - 5），自评健康状况为"极好""很好""好"三类所占比
例分别为 4.68%、11.97% 和 35.57%，三者之和为 52.22%。可
见，我国中老年人仅有 52.22% 人群自评健康状况处于好的状态。
城乡差异上来看，城镇中老年人自评健康状况处于好的状态所占
比例为 56.81%，农村中老年人自评健康状况处于好的状态所占比
例为 49.34%。可见，中老年人自评健康之间也存在城乡差异，且
城镇中老年人自评健康状况优于农村中老年人自评健康状况。

表 2 - 5 2015 年 45 岁及以上的中老年人自评健康状况
及 15 岁以前身体状况

自评健康	全样本		城镇		农村	
	样本量	占比	样本量	占比	样本量	占比
极好	283	4.68%	101	4.34%	182	4.90%
很好	723	11.97%	329	14.15%	394	10.60%
好	2 149	35.57%	891	38.32%	1 258	33.84%
一般	2 185	36.16%	798	34.32%	1 387	37.32%
不好	702	11.62%	206	8.86%	496	13.34%
15 岁以前身体状况	全样本		城镇		农村	
	样本量	占比	样本量	占比	样本量	占比
健康状况差	1 572	26.02%	524	22.54%	1 048	28.19%
健康状况好	4 470	73.98%	1 801	77.46%	2 669	71.81%

其次，从健康的初始禀赋来看，有 26.02% 的中老年人在 15
岁以前身体健康状况较差。同样存在规律，城镇中老年人健康状
况优于农村中老年人健康状况，具体表现在：城镇 15 岁以前身
体健康状况较好所占比例为 77.46%，农村中老年人 15 岁以前身
体健康状况较好所占比例为 71.81%。那么，如何提高农村中老
年人健康水平值得我们深入探究。

最后，根据整体健康、躯体健康和精神健康指标来测度健康不平等的程度。从中观视角中死亡率的不平等程度测量中，我们已经发现，我国居民死亡率存在一定程度上的不平等，且城镇和农村居民死亡率的不平等程度存在差异性。那么，在微观视角下，是否也同样存在上述规律？

表 2-6 分别给出了 2015 年 CHARLS 数据库中老年人整体健康、躯体健康和精神健康指标的均值和不平等程度。整体健康、躯体健康和精神健康指标数值越小，说明其对应的健康水平越好。表中结果表明：基于均值方面，无论是整体健康、躯体健康还是精神健康，城镇地区的中老年人健康水平优于农村地区的中老年人健康水平。

表 2-6 2015 年 CHARLS 数据库中老年人整体健康、躯体健康和精神健康的均值及不平等程度

		样本	整体健康	躯体健康	精神健康
均值		全样本	0.1665	0.1072	0.3079
		城镇	0.1570	0.0980	0.2896
		农村	0.1725	0.1072	0.3194
不平等测量	基尼系数	全样本	0.2970	0.4264	0.3097
		城镇	**0.2962**	**0.4326**	0.3004
		农村	**0.2949**	**0.4209**	0.3126
	阿特金森指数	全样本	0.1343	0.2603	0.1558
		城镇	0.1328	**0.2667**	0.1454
		农村	0.1339	**0.2551**	0.1608
	泰尔指数	全样本	0.1448	0.3291	0.1552
		城镇	**0.1484**	**0.3525**	0.1482
		农村	**0.1412**	**0.3142**	0.1575

注：表中粗体数值表示城镇健康不平等程度大于农村健康不平等程度。表中不平等测量方法对应的是第 4 章 4.1.1 部分中纯粹健康结果不平等定义下的方法。

　　基于基尼系数、阿特金森指数和泰尔指数方面，微观视角下，整体健康、躯体健康和精神健康均存在一定程度上的不平等，躯体健康不平等程度大于精神健康不平等程度。从基尼系数结果来看，对比上述死亡率的基尼系数来看，全样本下，整体健康和精神健康的基尼系数小于0.4，躯体健康对应的基尼系数大于0.4且无论是城镇还是农村样本下的基尼系数均大于0.4。这再次说明，我国居民，尤其是中老年人的健康水平存在不平等现象且较为严重。再对比城镇和农村对应的基尼系数结果，并非所有健康指标下城镇中老年人的健康不平等程度均大于农村中老年人的健康不平等程度。尤其是精神健康层面，结论与上述正好相反，即农村中老年人的精神健康不平等程度大于城镇中老年人的健康不平等程度。可见，若仅使用死亡率、整体健康、预期健康等指标来衡量健康水平，可能会忽略健康的精神层面。初步可以判定，农村老年人健康不平等程度大于城镇老年人健康不平等程度。随着城镇化进程的加速，很多农民进城务工，"留守老年""留守儿童"词语常出现在各种媒体中，也引起了社会的广泛关注。老年人缺少陪伴，精神健康出现了缺口。因此，在衡量健康水平时，精神健康应该纳入整体健康中。

第 3 章 文献综述

3.1 健康的定义及衡量方法

3.1.1 健康的定义

健康的具体内涵是什么？这是健康经济中相关研究的前提和难题。无论是从研究视角还是研究方法来定义健康均是较为复杂的过程。原因在于，随着时代、环境、认知的变动，健康的内涵亦会发生相应的变动。

（1）狭义上健康的内涵

"健康"一词在生活中常被提及，在健康经济学领域和医学领域中，健康意味着不发生疾病或病态。这里所提及的健康指的是身体健康方面。虽然引起不健康的因素较多，但当身体呈现任何病态时，卫生医疗服务会体现出至关重要的作用，可通过药物治疗、医学保健和护理等手段来提高或维持健康水平（李华和俞卫，2013；温秀芹等，2015）。

（2）广义上健康的内涵

很显然上述针对健康的定义仅是身体上的健康，然而健康内涵包含的内容是多个维度的。对于健康的关注和研究起源于国外，健康的定义早已达成共识，世界卫生组织（WHO）分别于1948年和1990年对健康给予了定义。在"身体、心理和社会功能"的基础上进一步深化了健康的概念，增加了"社会适应良好和道德健康"。新的健康概念不仅考虑到了人的自然属性，同时也考虑到了人的社会属性。现代的健康内涵更加丰富，包含的内容更加全面。形成了"躯体—精神（心理）—社会—道德—健康"系统的良性循环。正是由于健康内涵的发展推动了衡量健康方法的发展。但是目前学术界关于广义健康的内涵尚未有统一的定义，得到普遍认可的定义仅限WHO给出的健康定义。陆杰华和郭冉（2017）认为健康应该包含生理功能、精神状况、社会功能、情感状况以及身体机能等方面，这与WHO的定义类似。

（3）经济学视角下健康的内涵

经济学视角下的健康内涵与医学上的健康内涵有所不同，主要体现在，经济学领域中，一条最基本的假设前提：一般物品是稀缺资源，且消费者是理性的人。按照这个假定条件，可以将健康看成是一般商品，亦是一种稀缺资源（刘慧侠，2011）。从宏观视角来看，Grossman（1972）将健康看作一种人力资本，其投入对经济增长有促进作用。国内外学者在此基础上对模型进行了改进和扩展（Muller，2001；刘国恩等，2004；王俊和昌忠泽，2007；苗艳青，2008）。比较典型的文献有：刘国恩等（2004）以家庭收入为研究对象，将健康作为投入要素纳入收入函数中，以此来讨论健康对收入的重要性；从微观视角来看，Folland等（2016）、Henderson（2012）将健康看成是一种稀缺资源，分别从供给和需求两个角度对健康进行了讨论。当人们对健康有需求时，通常是从影响健康因素的视角进行分析，即如何能实现健康的有效产出？Henderson（2012）提出了健康生产函数，将有利于健康的因素看作是投入要素，尤其是卫生保健投入要素。刘慧侠（2011）将健康看作是能增加效用的一般商品，则个人健康效用函数的形式可以表达成 $U = U(H, X)$，其中，U 为健康的效用函数，H 为健康的存量，X 为其他商品。综合来看，健康理论在宏观视角和微观视角中均得到了很好的发展，这为后续理论扩展提供了参考和依据。

3.1.2　衡量健康的指标

如何衡量人的健康水平是一件非常复杂的事情。与宏观经济研究不同，微观的健康经济学研究，国内外关于健康的衡量指标基本趋于一致，最早使用单一指标来衡量，随着研究的深入化，为了能够从多个维度、全面地衡量健康，很多学者采用了综合指标来衡量。

（1）单一指标法

一方面由于数据的限制，另一方面由于对于健康的认知局限，最早衡量健康水平所选用的指标，使用单一指标衡量健康状况。国内外相关研究所选用的指标大致相同，常用的衡量健康的指标包括：死亡率（Manzoli 等，2007；Smith 等，2008；Juan 等，2011；Murphy 等，2013）、患病率（Blak 等，2011；Zaninotto 等，2012；Guariguata 等，2013）、发病率（Turrell 等，2006；Srabstein 和 Leventhal，2010）和自评健康水平（Gerdtham 和 Johannesson，1999；Case 和 Christina，2000；Currie 和 Stabile，2001；刘国恩，2004；谷琳和乔晓春，2006；DeSalvo 等，2006；

Lyyra 等，2009；刘恒和巢健茜等，2009；孟琴琴和张拓红，2010；刘宏等，2011）等，其中最为常用的指标为自评健康水平。同时，自评健康水平主要是个人主观上对健康水平的一种评价，研究发现，很多老年人倾向于认为自己的健康状况非常好（Ferrar，1980；Cockehtnal 等，1983），而且老年人的健康自我评价在不同人群之间并非完全一致，不同国家、种族或民族的老年人对自己健康状况的评价存在不同程度的差异（杨静宜等，1998；宋佩佩等，1999）。可见，单一指标并不能完全准确反映实际的健康状况。

（2）综合指标法

很多学者认为健康的衡量方法应该会更加的多样化（Field 和 Gold，1998）。Rockwood 等（1994，1999）提出了虚弱分类，从四个方面来衡量老年人的健康状况，在此分类的基础上有学者构建了虚弱指数（Mitnitski，2001；Rockwood，2004），根据研究内容和数据可获得的内容不同，构造虚弱指数所使用的变量也不同（Rockwood，2002；顾大男和曾毅等，2007；顾大男，2009；梁荫基，2010）。随着对健康的深入研究，有学者认为对于健康的衡量应该注重整体性和多维性，称之为整体健康，但不同的学者对其维度的划分也不尽相同（Ware，1987；Elnitsky 等，1998；徐安琪，2004；曾宪新，2010）。

除了整体健康的衡量方法外，综合指标法还包含日常生活活动能力（ADL）、SF - 36 指数（Brazier，1998；Ware 和 Gandek，1998；Ware 等，2000；陆杰华和郭冉，2017）、HUI 指数（Feeny，2002；谭涛等，2015）、生活质量指标 QWB（Kaplan 和 Anderson，1988）等方法。当然，衡量健康的方法并不是固定的，主要是根据健康特定内涵进行构建的。其中，ADL 指标重要衡量的是健康的客观方面（李婷和张闫龙，2014）。上述方法中可以将离散变量转换成连续变量的指标为虚弱指数和 QWB，但 QWB 衡量指标对数据的要求较高。虚弱指数构造法思想简单易行，其将所有指标均看成是同样重要的，即全有指标的权重均相同。而陆杰华和郭冉（2017）使用的 SF - 36 指数，包含的内容有生理功能、生理职能、躯体疼痛、一般健康状况、精力/活力、社会功能、情感职能、精神健康八大方面，从主观和客观两个角度衡量了整体健康水平，并利用主成分分析方法得到综合指标，与虚弱指数方法和 QWB 方法一样，均可以将离散变量转换成了连续变量，更为全面地衡量了健康水平。

（3）单一指标连续化

国内外现有的问卷调查中，关于个体健康的问题，均会设置成"您觉得您的健康状况怎么样？"答案一般设置成 5 个级别，"极好""很好""好""一般""不好"，上述自评健康指标为有序的离散变量。有序变量各选项之间存在差异性，且这种差异在分类间并不是等级别的（陈东和张郁杨，2015）。因此，根据研究的需要，将自评健康（单一指标且为定序的离散变量）转换为连续的健康。

转换方法包括：基于正态分布假设，通过有序 probit 估计将有序的健康自评转化连续型健康指数（齐良书和李子奈，2011）。亦可通过混合区间回归估计方法（Van 和 Jones，2003）将自评健康状况装换为 0 ~ 1 之间的连续变量（陈东和张郁杨，2015）。

显然，无论是单一指标法还是综合性指标法并没有好坏和优良之分，根据研究目的的不同，可以选择合适的衡量方法。能够完全衡量健康的各个方面，尤其是健康客观性的衡量始终是目前研究的难题。所以，目前国内外在健康经济学的研究领域中，研究健康问题首先也是最关键的是：衡量哪个维度的健康状况、使用哪些代表性指标能够准确衡量出健康的真实情况。

3.2 健康结果不平等的相关研究

3.2.1 健康不平等的定义

学术界对于健康不平等尚未有统一的定论，最为主要的原因在于不同学者研究健康不平等的视角不同。衡量健康的指标不同，导致健康不平等的定义不同。本书按照研究视角不同，分别从健康寿命、健康风险、医疗卫生、多变量分布四个方面（詹宇波，2009）来对健康不平等的定义进行总结。具体内涵如下：

（1）健康寿命的不平等

1949 年中国的人均寿命是 45 岁，2016 年中国人均预期寿命提高到 76.5 岁。最初，寿命是衡量健康水平的一项重要指标，同时也能够反映社会生活质量的高低。健康寿命不平等的内涵为：人群的健康寿命曲线会存在差异，这种差异称之为健康寿命不平等（Fanshel 和 Bush，1970；Weinstein 和 Stason，1977）。健康寿命曲线刻画的是个体在存活期间（一生）不同年龄段身体良好（非疾病状态）状态占完全健康（不生病的状态）的比重。这样就刻画出一条随年龄变化的健康寿命曲线。但是该方法难以实现，数据难以获得（Gakidou 等，2000）。因此，在实际应用中该方法并不多见且不符合实际情况。

（2）健康风险（预期）不平等

由于健康寿命的不平等的曲线刻画难以实现，Gakidou 等

（2000）在此基础上，对健康寿命不平等概念进行了改进，使用健康风险来替换。每个人体对健康的预期不同，完全健康的预期寿命就会有所不同。因此，个体间的健康不平等难以比较，则使用个体在不同年龄段下健康状况是完全健康的概率刻画健康风险。修正后的健康风险不平等指标变得可实际操作，Murray 等（2006）使用不同人群生命预期来量化健康风险分析。此外，也可以使用替代变量的思想来量化健康风险，如 Nordhaus（2002）、Viscusi 和 Aldy（2003）均使用工资收入来体现不同职业人群的死亡率。虽然，该方法变得可以实际操作了，但是仅考量了健康变量本身，并未体现和包含影响健康因素的作用。

（3）医疗卫生不平等

医疗卫生是影响健康的重要因素（解垩，2009）。当个体呈现病态时，医疗卫生是恢复健康的重要手段。因此，获取医疗卫生治疗的及时性，医疗效果的显著性、医疗资源的覆盖情况等均会影响健康水平。若个体有病不能及时医治，会延误病情，从而健康状况得不到有效改善，这一现象尤为明显的体现在农村地区的医疗资源远远落后于城镇地区的医疗资源。"新农合"政策的实施，有效地提高了农村地区居民的健康水平（程令国和张晔，2012）。因此，可以通过衡量医疗卫生不平等来替代健康不平等的研究（Braveman 和 Gruskin，2003）。Datar 等（2007）探讨了儿童医疗卫生条件的不平等。张晓波（2003）发现我国城镇和农村之间、城镇内部之间、农村内部之间，医疗卫生条件均存在明显的不平等问题。

（4）社会经济健康不平等

从研究方法来看，Wagstaff 和 Van（2000）将健康不平等划分成了纯粹健康不平等和社会经济健康不平等。其中，关于衡量健康寿命、健康风险和医疗卫生不平等均是纯粹健康不平等，对健康不平等的定义仅是针对单一指标，测度其不同分类下分布差异。然而，纯粹健康不平等仅就健康本身来阐述健康分布，并未包含影响健康的其他因素。社会经济健康不平等正好弥补了这一缺陷，通过实证模型的构建和理论分析找出社会经济因素中对健康有影响的变量，从更加全面的维度去测度健康不平等。因此，所谓的社会经济健康不平等的具体内涵是指：不同社会人口学、经济学因素特征的人群，其健康水平之间的差异，称之为社会经济健康不平等。社会经济健康不平等是从多个维度来探究健康不平等的原因，正好与纯粹的健康不平等形成互补优势（刘慧侠，2010）。近几年，有关于健康结果不平等的研究，主要是以经济社会健康不平等为主（王甫勤，2012；陆杰华和郭冉，2017），尤其与收入相关的健康不平等研究较为丰富且全面（刘宝和胡善联，2003；胡琳琳，2005；顾和军和刘云平，2011；齐良书和李子奈，2011；黄潇，2012）。

3.2.2　健康不平等的影响因素

社会经济不平等对于健康的影响在西方国家已经得到了很好的证实（Deaton，2003；Mackenbach 等，2008，2015），健康是人类社会的根本价值和追求之一。国内外学者关于老龄健康的研究主要集中在两个方面，一是探究影响老龄健康的因素有哪些，二是健康是如何作用于经济或劳动力市场。健康的影响因素研究一直是国内外学者关注的热点问题。传统的研究集中在某单个因素上，较少关注多个因素对健康的影响（王曲，2005）。最初，Grossman（1972）的健康生产理论认为健康受到遗传基因、生活方式、医疗、环境等诸多因素的影响。之后，大量的文献在该理论的基础上进行了实证分析，试图找出各种因素对人们健康的影响。这些影响因素主要包括（张琳，2012）：社会学方面的因素，如性别、年龄、种族、婚姻状况、受教育程度等；经济学方面的因素，如资产、年收入水平等；行为习惯，如饮食习惯、是否经常锻炼身体；还有获取医疗服务资源的可行性等。据世界卫生组织报告，健康有四大决定因素：一是内因，即父母的遗传因素，占 15%；二是外界环境因素，其中社会环境占 10%，自然环境占 7%，共占 17%，即内因外因共占 32%；第三是医疗条件，占 8%；第四是个人生活方式，占 60%。综合来看，影响健康的因素主要可以划分为经济因素、社会人口学因素、生活方式、环境因素等。

（1）经济因素

①收入与健康。Carlson 等（2004）强调经济对健康的主导作用。用血压衡量健康，对于经济状况与健康的关系，国外对发达国家和发展中国家的研究得出的结论不一致，对发达国家而言，较低的社会经济状况与较高的血压值相关（Colhoun 等，1998）；对低收入国家而言，经济状况越好，女性血压反而越低（Fernald 和 Adler，2008）。绝对收入对健康的影响主要表现为：保持其他条件不变，个人收入越高，健康越好；反之，个人收入越低，健康越差（王曲和刘民权，2005）。在国内，衡量个人经济的指标主要是人均可支配收入（解垩，2012）。比人口的总体健康水平更引人关注的是我国居民的健康不平等。刘宝、胡善联（2003），刘宝等（2004）使用上海市部分区县人群的个人数据，分别测算了自评健康状况和伤残测度的集中指数，发现存在显著的有利于高收入人群的健康不平等。胡琳琳（2005）利用第三

次国家卫生服务总调查的自评健康和收入数据，计算了全国及各样本县区与收入相关的健康集中指数，结果显示，我国的健康不平等程度在国际上处于较高水平。陆杰华和郭冉（2017）分别从社区层面和地区层面来探究收入对健康的正向促进作用。

②医疗保险与健康。就医疗保险对健康状况的影响来看，医疗保险的初衷就是为了降低医疗卫生服务的相对价格，增强医疗卫生服务的可及性，进而改善居民健康水平。但是，对医疗保险的现实作用，仍有很多争议，随着微观数据的获得变得容易，医疗、保险和保障因素的研究在国内逐渐由理论转为实证。齐良书（2008）提出建议：要解决健康不平等问题，需加强农村居民和生活在城镇的农民的医疗保障，同时要设法改善农村的基础设施。潘杰等（2013）也对中国城镇居民的医疗保险进行实证研究，发现医疗保险有利于促进参保个人的健康，且对社会经济状态较差的人群影响会更大。同时也存在不同的观点，如孟德锋等（2011）指出，新型合作医疗没有改变农民的健康状况，反而存在道德风险。胡宏伟和刘国恩（2012）发现城镇居民医疗保险没有显著地促进城镇居民健康，但显著提高了低健康群体的健康状况。

（2）社会人口学因素

①婚姻与健康。由于数据的限制，最初研究婚姻状态对健康的影响，只是将婚姻状态划分为已婚和未婚（Waldron 等，1996；Kaplan 和 Kronick，2006），或是有配偶和没有配偶（顾大男，2003）。现有的国内外研究表明已婚的人士比未婚的人士的健康状况更好（House 等，1988；Ross 等，1990，Hu 和 Goldman，1990；Li 和 Panis，1996；Crimmins，2004；Dupre 和 Meadows，2007；王悦，2008；Zhu 和 Gu，2010），无论是精神方面的

健康状况（Pearlin 和 Johnson，1977；Waite 和 Gallagher，2000）还是身体方面的健康（Williams 等，2004；Manzoli 等，2007）都是如此。反过来讲，不好的婚姻状态对健康是有害的（Umberson 等，2006）。王秋琴和陈丽霞（2006）发现丧偶对老年人的身体和精神产生十分不利的影响，甚至可能会引起大量精神问题，如抑郁症等；且 Liu 和 Umberson（2008）通过研究 1997~2003 年的数据，发现已婚人士比未婚人士的自评健康好，并具有长期的持续性。Scafato 等（2008）发现婚姻能够提供社会支持，如人际交往、医疗资源和信息，从而达到更健康的生活条件并且减少压力。Theodore（2010）重点研究了婚姻状态中的同居者（未婚）和已婚但未居住在一起对健康和健康行为的影响，发现同居者相比于已婚者或是单身者的健康状况较差。可见，不同的婚姻状态对健康的影响程度存在差异性。

②教育与健康。在大多数健康的影响研究中都会引入人口结构变量（薛新东和刘国恩，2012；潘杰等，2013），赵忠（2006）、雷晓燕等（2010）和刘宏等（2011）研究均指出受教育程度对健康有正向影响。程玲国等（2014）专项研究了教育对健康的作用渠道，再次证实受教育对健康的重要性。受教育对健康的正向促进作用，不仅是我国所特有的情况，从国外现有研究来看，在美国（Kitagawa 和 Hauser，1973；Meara 等，2008）、英国（Marmot 等，1984）、加拿大（Mustard 等，1997）同样存在。

③性别与健康。李建新和李毅（2009）以自评健康作为被解释变量，通过二元 logit 模型证实我国女性老年人比男性老年人健康水平差。男性与女性初始状态存在不同，如体力、角色和责任等方面（刘坤等，2014）。从整体健康视角，曾宪新

（2010）通过描述统计分析发现我国男性老年人健康水平明显好于女性老人；从婚姻里的角色来看，婚姻对健康的直接影响在性别上存在差异。Thoits（1986）研究表明婚姻给女性带来精神层面的健康收益要比男性多。相比于女性，良好的婚姻状态对于男性的收益更大（Kiecolt-Glaser 和 Newton，2001）。反之，离婚或是丧偶对男性的健康危害较大（Umberson，1992）。相比于男性，一旦出现婚姻危机，女性受到的精神健康危害较大（Kim 和 McKenry，2002；Lorenz 等，2006）；从婴儿死亡率来看，曹萌等（2013）研究表明，女婴出生死亡率高于男婴出生的死亡率。

④年龄、职业、区域与健康。此外，社会人口学中的年龄、职业和区域均对健康有影响。从年龄对健康影响来看，随着年纪的增大，老年人的心理健康和身体健康水平均会呈现下降的趋势（曾宪新，2010）。尤其是到了退休年龄，雷晓燕等（2010）发现退休前后，男性健康状况发生变化，退休后男性健康水平会下降。而女性不存在这一现象。邓婷鹤和何秀荣（2016）专门对男性退休前后的健康水平进行了探究，结果发现退休行为对男性心理健康有明显的负向作用，而对生理健康没有显著影响。刘国恩等（2017）研究结果与雷晓燕等（2010）研究结果不同，刘国恩等（2017）发现正常退休对于男性健康没有影响，而对于女性的自评健康和心理健康均有显著的正向促进作用，即退休后的女性健康水平优于退休前的健康水平。

从职业与健康的关系来看，职业在一定程度上会反映出一个人的社会地位，同时不同的职业类型会面临不同的健康风险。职业作为社会经济地位的一种体现形式，社会经济地位与健康水平之间呈现梯度相关性（Thurston 等，2015）。Sindelar 等（2007）

研究发现蓝领工作人员面临的生活压力更大，更容易患有心脏病。Marmot 等（1984）对英国的公务员的级别和健康之间进行探究发现，公务员的职务越高，其健康水平状况越好。针对农村居民来说，齐良书（2006）研究发现，与其他职业相比，农民和无职业者的健康水平随着收入的提高而提升的概率更高。

区域与健康的关系中，不同地区的经济社会发展程度、拥有的资源、所处环境均有所不同。西部地区健康不平等程度高于中部地区，而中部地区高于东部地区（王洪亮等，2017）；农村老人生理健康优于城镇老人的生理健康；而在心理方面，城镇老人的心理健康优于农村老人的心理健康（李建新和李春华，2014）。

（3）生活方式

吸烟和饮酒均属于不健康的生活行为。Mullahy 和 Portney（1990）、Kenkel（1995）、Contoyannis 和 Jones（2004）、Balia 和 Jones（2008）等研究认为生活方式是与健康息息相关的变量，其中，吸烟、饮酒和饮食等方面，均是影响健康的重要因素且生活方式方面在一定程度上受个人控制。

吸烟有害健康，无论是主动吸烟还是被动吸烟，均对健康有较为严重的负向影响。《2016 年中国人吸烟现状报告》中指明，我国七成以上的烟民从 14～22 岁就已经开始吸烟，且学历越高的人群越不想戒烟。在明知吸烟有害健康的情况下，戒烟行为难以控制，近七成的人群认为应该在公共场合禁止吸烟。Hil 等（2004）、彭慧等（2011）研究均表明被动吸烟会降低预期寿命。王伟进等（2014）通过研究发现，被动吸烟会提高患病的概率，此外，吸烟对于老年人的心理健康、自评健康等均有害。Gu（2008）研究指出吸烟行为与癌症、心血管疾病和呼吸道疾病有关。

饮酒同样是不健康的生活方式之一，同样会损害健康，杜学梅（2014）研究表明长期不规律且大量饮酒会造成酒精肝等疾病。何松柏等（2016）针对辽宁省的吸烟和饮酒情况进行了调查并做出了数据分析，结果表明，辽宁省的经常饮酒行为不是很普遍，而吸烟行为远远高于全国水平。黄洁萍和尹秋菊（2013）研究发现生活方式中的吸烟和饮酒对于健康有明显的负向影响。

（4）环境因素

环境污染是影响健康的重要变量，尤其是影响健康的折旧率，环境污染严重的城市其居民健康水平下降的速度更快（Alberini 等，1997）。有关于环境因素对于健康的影响研究主要来源于宏观视角分析，卢洪友和祁毓（2013）、曲卫华和颜志军（2015）均在 Grossman（1972）提出的健康生产函数理论模型的基础上，将环境因素纳入上述模型中。卢洪友和祁毓（2013）研究对象是世界 116 个国家，选择 PM10 作为衡量环境因素的指标，研究结果发现，环境因素对健康有显著影响，健康水平越低的国家，环境污染越严重，居民面临的健康风险越大。曲卫华和颜志军（2015）研究了我国 30 省份地区的环境污染情况对于健康的影响，环境因素主要采用工业二氧化硫、工业烟尘变量。通过面板模型分析结果发现，工业二氧化硫仅影响中部省份居民的死亡率，而工业烟尘对所有东、中、西部地区的死亡率均有显著影响。

除了环境直接作用健康方面的研究外，祁毓和卢洪友（2015）、祁毓等（2015）将污染作为中介变量，祁毓和卢洪友（2015）探究了社会经济地位对于健康不平等的影响，指出污染是作用于健康不平等的重要中介，原因在于，不同社会经济地位的个体，面临的环境风险不同，规避环境风险的能力也有所不同。因此，环境污染会成为影响健康不平等新的因素。祁毓等（2015）以 Blanchard（1985）提出的"世代交叠模型"为基础，通过建立面板模型发现我国环境污染对健康存在负向影响作用，同时，环境污染通过健康变量又间接影响到经济增长。

（5）其他因素

自然灾害。是否有重大灾害可能是显著影响农村老年人死亡率的因素，国内研究仅限于理论机理研究（赵广建和李学文，2008）和专项灾害的调查研究（张爱清和王甘棠，2000）。

基础设施和活动场所。目前，在众多影响因素中，关于基础设施和活动场所对健康状况影响的研究较少，大多从公共服务和锻炼等角度开展研究。Appleton（1998）曾研究过公共服务对健康和疾病发生的影响，卫生设施和管道供水能减少疾病症状的发生。活动场所的提供量会影响老年人参加身体锻炼和户外活动的次数。卢洪友和祁毓（2013）也得到结论，公共服务具有降低国民环境污染暴露水平以及预防和缓解环境健康风险的作用，能提高居民的健康水平。

父母健康水平。Giles 和 Mu（2007）将父亲、母亲的健康水平看作为遗传因素，探究了父母亲健康状态对于个体健康的影响，父母亲健康水平越好，其子女的健康水平亦会越好，即父母亲健康水平与子女健康水平呈正相关关系（Youngblut 等，2013）。

3.2.3 健康影响因素的作用渠道分析

（1）教育作用于健康

前述文献已经证实了，教育对健康的正向促进作用。但是，教育是如何作用于健康的？从现有研究来看，教育作用于健康的渠道大致可以划分成两大类，一类是"预算约束"假说，另一类是"效率提升"假说。预算约束假说认为，教育水平的高低与收入水平的高低有着正相关关系，教育水平较高的个体未来收入水平亦会相对较高，进而有更多的收入投资到提升健康上面（Moen，1999），比如缴纳更多的医疗保险、购买健身器材和保健器材等（Cutler 和 Lleras-Muney，2010）；效率提升假说认为，受过更好教育的个体，对健康的认知更为有效、及时。就医过程中能够充分了解治疗过程，更加配合医护人员，从而改善健康的状态更为及时（Goldman 和 Smith，2002）。Mokdad 等（2004）研究表明，受教育水平的更高的个体生活方式更为健康，吸烟、饮酒等不健康的生活行为较少。上述研究仅从单一方面来探究教育作用于健康的渠道，并未全面对两种假说进行验证。针对这一问题，程令国等（2014）以老年人群为研究对象，不仅探究了教育对健康的作用方向，还深入研究了教育作用于健康的内在机制和机理。从健康行为和经济因素两个角度分别对上述两种假说进行验证，其中，健康行为主要包含是否吸烟、饮酒、锻炼身体；社会经济因素主要包含职业、经济独立性、医疗保险等。结果表明，在我国受教育对老年人健康的保护作用，两种假说均成立，但是"效率提升"假说的保护作用大于"预算约束"假说的保护作用。

（2）婚姻作用于健康

从经济学角度，探讨老年人健康的社会经济决定因素，起源于婚姻与老年人健康之间关系的研究。就婚姻是如何作用于健康这一问题，研究者发现，婚姻能够使夫妻双方相互照顾，从而对老年人的健康状况有积极的促进作用（Gliksman 等，1995；

Goldman 等，1995；Fuhrer 和 Stansfeld，2002）。后来，学者们将其解释划分为两种假说：一种是"选择作用"假说，另一种是"保护作用"假说。选择性假说认为健康的人士会选择结婚，而不健康的人士很少会结婚，并且结婚收益了健康（Goldman，1993；Murrary，2000）。保护性假说认为婚姻可以通过配偶的影响，带来更多的社会支持等资源，从而促进已婚人士有更为健康的生活方式（Wyke，1996；Wu，2002）。目前的研究大多数是基于婚姻对健康的保护作用进行分析的（Becker，1981；顾大男，2003；Scafato 等，2008），主要原因可能在于婚姻对健康的作用渠道是健康行为（是否喝酒、吸烟，饮食和日常锻炼等）和社会经济状况等因素（Wilmoth，2002）。

3.2.4　健康不平等的测度方法

关于不平等测度方法的研究较为丰富，主要源于对收入不平等的测度。但并不是所有关于收入不平等测度方法均能有效应用于健康不平等测度。根据研究目的的不同，可以将健康不平等的测度方法划分为两大类，一类是概要不平等测度（Allison，1978；郝令昕和 Daniel Q. Naiman，2012）；另一类是因素分解法（Wagstaff，2009；Erreeygers，2009）。万广华（2008）在对不平等度量和分解文献综述中，将不平等测度方法划分成不平等指数法和基于回归方程法，总体来看，跟上述划分结果类似。

（1）概要不平等测度

①方法简介。概要不平等测度，针对非负且连续的变量本身，利用健康变量的分布特征来刻画健康不平等的程度。主要包括基尼系数（万广华，2004）、阿特金森族指数和广义熵指数族

（巫锡炜，2011）等方法。其中阿特金森族指数中含有不平等厌恶参数，广义熵指数族包含了敏感性参数，当参数值发生变化时，不平等的测度结果亦会发生变化。尤其是当敏感性参数取值为1，广义熵指数就简化为泰尔指数（Borrell 和 Talih，2011）。其中，变异系数、基尼系数、泰尔指数是常用的指标，适用于非负且连续的变量。此外，基于分位数的测量、阿特金森族指数、广义熵指数族等健康不平等的概要不平等指标构建的前提均是：健康变量是连续且非负变量。

在上述方法的基础上，Cowell（2000）提出修正的信息理论测量族。该方法是更为一般的衡量不平等的方法——广义熵测量（GE_θ），其具体构造形式如下：

$$GE_\theta = \frac{1}{\theta^2 - \theta}\left[\frac{1}{N}\sum_{i=1}^{N}\left(\frac{y_i}{\bar{y}}\right)^{\theta} - 1\right] \tag{3-1}$$

其中，N 表示样本量，y_i 表示研究变量，其均值为 $\bar{y}$，θ 表示敏感性参数。但是实际应用中，有些变量取值并非都是正数，会存在负数或是零值，那么与对数函数有关的衡量指标都是不能使用的。其中，阿特金森指数和广义熵族（除 GE_2，$\theta = 2$ 外），方差、变异系数、基尼系数、基于分位数的测量均可用。

综合来看，测量和分析健康不平等的四类基本工具包括：研究的手段、位置、尺度和形状（郝令昕和 Daniel Q. Naiman，2012）。详细来说，第一，概率分布的中心距——均值、方差、偏度和峰度（最为基本、常用）；第二，累积分布函数；第三，分位数——累积分布的逆函数；第四，洛伦兹曲线的扩展。

②方法选择。衡量健康不平等的方法有很多种，为了能够准确衡量健康的各个方面，学者们给出健康不平等测量方法的选择

准则。具体包括弱转移原则、强转移原则、尺度无关性、人口无关原则、可分解性等（Erreeygers，2009）。第一，弱转移原则。Sen（1973）在其他条件相同的情况下，收入会从更富的人向更穷的人转移，会导致不平等进一步缩减。值得注意的是，基于分位数的不平等测量不满足该条件。虽然分位数不满足该条件，但该原则仍然受到广泛使用的原因在于，分位数不会受到异常值的影响。该方法的缺陷是无法衡量出当转移发生时不平等变化的程度。第二，强转移原则常用距离来衡量（距离的定义是一个可以考虑的问题，常用的方法是使用绝对差值）。收入转移会减少不平等，而且不管赠与者和受赠者在收入分布上位置如何。如果相同的转移出现在相同距离的两个人之间。那么不平等减少的量是相同的。第三，尺度无关原则（也称为"齐次性"）。总体中每个人收入发生一个固定百分比的上升或下降，不平等程度无变化，即指标值不会随着度量单位的变化而变化。第四，人口无关原则。当测量某个人口的不平等时，这一测量只取决于此人口的收入分布，即测量结果不受到样本大小的影响。第五，可分解性原则。一个不平等可以被分解为组间不平等与组内不平等之和。但是，以上分析不平等的方法均适用于测量单一分布的内在不平等程度。

（2）因素分解法

因素分解法，针对引起健康不平等的因素，通过构建计量经济学模型或进行指数分解来剖析导致健康不平等的原因，构建模型分解方法。实质上是对相对分布进行分解，故也将其称作相对分布方法（Handcock 和 Morris，1999）。该方法的优势为：可以应用在取值范围没有限制的分布上。单调转换无关性，Stata 中可以使用 relrank package（Jann，2008），相对密度分解，相对比例，可以使用非参数回归估计的方法，来估计健康的分布函数，同时按照人口学的某一属性，对其进行对比分析。函数的改变分为：位置改变、尺度改变、位置和尺度同时改变。密度比和分解可以提供比较两个分布以及找出分布之间差异来源的工具。常用的是相对熵、相对极化法（MRP）、集中指数等方法。相对熵和MRP方法可以用于分析两个分布之间的分化程度的大小，以及与参照分布相比较时，比对分布是如何被两极化的。相对熵，可以测量相对于某个参照分布的不平等。缺陷在于：根据"保测函数"，进行重新排序后，熵的属性具有不变性。MRP指数，可以测量比对分布相对参照分布更为极化的程度。缺陷在于：不能揭示分布的哪一个尾部是极化的来源。为了消除MRP的缺陷，对MRP分解成上部极化和下部极化，分成两个部分进行计算。较为常用的是集中指数及其扩展方法（Wagstaff，2009；Erreeygers，2009）、分位数的测量（Mata 和 Machado，2005）和基于分布的测量方法（江求川等，2014）。

①不平等指数分解法。基尼系数分解法是常用的不平等测度分析法，基尼系数最早由 Lorenz（1905）提出，主要用于收入分配方面的研究。然而在健康不平等的测度中，集中指数及其扩展方法在研究不平等问题中较为常见，通常也可以将其进行分解研究（陈东和张郁杨，2015），但其只能研究单一变量对被解释变量不平等的影响程度，而基于回归分析的不平等测量方法可以避免这一问题。因此，在实际应用中应该根据研究问题的不同选择合适的测度方法。顾和军和刘云平（2011）使用了集中系数及其分解方法，研究结果表明中国存在亲富人的健康不平等，即收入水平越高的人群其健康水平也越高。邓曲恒（2010）针对2006 年城镇居民健康调查，利用集中指数测得健康不平等程度

为 0.014，并利用集中指数分别对影响健康的变量包括收入、教育、就业、性别和年龄等进行指数分解。健康集中指数的计算公式最早由 Kakwani（1990）和 Wagstaff 等（1991）提出，具体公式为：

$$C(h) = 1 - \frac{\sum_{i=1}^{N} (2\lambda_i - 1) h_i}{N^2 \mu_h} \tag{3-2}$$

其中，h_i 表示个体 i 的健康水平，健康水平均值为 $u_h = \frac{1}{N} \sum_{i=1}^{N} h_i$，$\lambda_i$ 为与个体 i 健康相关的代际经济支持因素的排序。

在集中指数的基础上，Wagstaff（2003）和 Erreygers（2009）对集中指数进行了修正，提出了更为广义的集中指数。谭涛等（2015）利用 Van（2003）提出的方法将自评健康变量转化成健康效用变量，然后利用 Wagstaff 等（2003）提出的集中指数对影响健康的因素进行分解。Wagstaff（2005）提出了当被解释变量为二元离散变量时的集中指数，具体形式为：

$$W(h) = \frac{u_h(b_h - a_h)}{(b_h - u_h)(u_h - a_h)} C(h) \tag{3-3}$$

在此基础上，Erreygers（2009）提出修正集中指数是最优选择，其具体计算公式如下：

$$E(h \mid z) = \frac{8}{N^2 (b_h - a_h)} \sum_{i=1}^{N} z_i h_i \tag{3-4}$$

其中，$a_h \leqslant h_i \leqslant b_h$，$a_h$ 表示健康水平的最小值，b_h 表示健康水平的最大值。z_i 为修正权重，z_i 的含义是 λ_i 相对于 $\frac{N+1}{2}$ 的偏离值，即 $z_i = \frac{N+1}{2} - \lambda_i$。但 Wagstaff（2003）和 Erreygers（2009）使用

的前提是：衡量健康水平使用的指标值是连续且为正的。

上述集中指数的分解需要基于线性回归模型 $h_i = \gamma + \sum_{j=1}^{q} \theta_j x_{ji} + \varepsilon_i$，$q$ 为解释变量的个数，在此基础上，设定 $V(\varepsilon) = \frac{2}{N^2} \sum_{i=1}^{N} z_i \varepsilon_i$。集中指数分解的具体形式为：

$$C(h) = \sum_{j=1}^{q} \theta_j \frac{\mu_j}{\mu_h} C(x_j) + \frac{1}{\mu_h} V(\varepsilon) \qquad (3-5)$$

与此类似，可以将 Erreygers（2009）指数进行分解。首先将回归方程中的被解释变量进行 [0，1] 区间化，则线性回归曲线变成，$\frac{h_i - a_h}{b_h - a_h} = \gamma^* + \sum_{j=1}^{q} \theta_j^* x_{ji} + \varepsilon_i^*$。则 Erreygers（2009）指数的分解形式为：

$$E(h) = 4 \left[\sum_{j=1}^{q} \theta_j^* V(x_j) + V(\varepsilon_i^*) \right] \qquad (3-6)$$

陈东和张郁杨（2015）使用 Erreygers（2009）指数分解形式对与收入相关的健康不平等进行分解。Autor 等（2005）使指数更加复杂化，将概要不平等测量直接与密度函数联系起来，使用密度来分解。

②基于回归方程的分解。为了研究收入之间的差异大小及存在差异的原因，Oaxaca（1973）最早提出了均值回归分解模型。现今，该模型已经得到广泛扩展和应用。但该方法只能在条件均值的框架下进行分解（Oaxaca，1973；Juhn 等，1993）。以 Oaxaca 分解模型为基础，Mata 和 Machado（2005）提出了分位数回归的 MM 分解方法，但他们并没有考虑变量可能存在的内生性。无论是 Oaxaca 分解还是 MM 分解，通过反事实分布的设定，主要将健康不平等的来源划分成两个部分，即禀赋差异和系数差

异。MM 分解仅是从总体的角度将总差异分解成禀赋差异和系数差异。与 MM 分解不同，RIF 分解不仅可以从总体的角度对死亡率进行城乡差异分解，同时也可以对单变量进行差异分解（Firpo 等，2007）。但最初的 RIF 分解方法存在缺陷，该方法并不能解决内生性问题。侯猛（2017）将 RIF 分解应用在工资差异分解上。

3.3 机会不平等理论及应用相关文献综述

以往研究健康不平等均是结果的不平等，而忽略了健康的机会不平等。随着研究的进一步深入以及机会不平等理论、衡量方法的推进，学者们将研究重心转换到了机会不平等上面。与收入不同，健康同教育一样均应归类于事前意义上的不平等，是社会成员在机会上的不平等（田艳芳，2015）。近几年，机会不平等理论在经济学的很多领域都得到了应用和发展（Betts 和 Roemer，1998；Le Grand 和 Burchardt，2002；Lefranc 等，2004；Bourguignon 等，2005），尤其是有关收入机会不平等方面的研究较多（江求川等，2014；Fleurbaey，2008）。

3.3.1 机会不平等理论的起源

若想要测度健康（收入或教育）结果不平等程度，选用传统的基尼系数、泰尔指数等方法直接进行测度即可。若想测度健康（收入或教育）的机会不平等程度，机会不平等的概念首先应该被提出。机会平等理论最早起源于政治哲学中，Rawls

（1971）在《A Theory of Justice》书中提出了"Social Primary Goods"一词（吕光明等（2014）将其翻译为社会基本物品，马超等（2014）将其翻译为首要社会善），寓意为相比于传统理论仅关注个人福利（效应）之间的均等，机会平等更强调个人能够控制且负责的因素所导致的不平等是能够被人们所接受的，换言之，个人无法控制且不能负责的因素所导致的不平等应称其为机会不平等。然而，Rawls（1971）只是单纯地从理论上认为以上两种不平等之间存在差异性，但是并没有给出具体解释。后来，Dworkin（1981a，1981b）将这一理论进行了系统化研究，首先引入了两个名词"偏好"和"资源"，为了能够深入了解机会平等的内涵，将资源划分为人身资源（例如，家庭背景、基因等因素）和非人身资源（例如，财富），传统意义上的平等意味着每个人享有的资源是平等的。然而引入偏好这一概念后，每个人将所拥有的资源根据不同的偏好进行了不同的选择和处理，因偏好而导致的结果不平等应由个人负责且能够被接受。因此，为了确保资源的平等分配，由个人选择和偏好导致的资源不平等，社会不用给予补偿，应将给予补偿的对象重点放在个人无法控制的人身资源上面。Arneson（1989）对于 Dworkin 的资源划分并不认同，他认为应该注重个人获得福利的机会而非资源。

3.3.2 经济学视角下的机会不平等理论的内涵、对象和范围

按照机会平等理论的起源来看，机会平等理论起源于政治哲学，随后被引入到经济学中，并得到了极大的应用和发展。

机会平等的概念最早由 Roemer（1998，2003）引入经济学中。与政治哲学中的划分有所不同，Roemer（1998）将影响个人所占有的优势的因素划分为"环境"和"努力"两个方面。从定义来看，环境是指由个人不能够控制且负责的部分，努力是指个人能够控制且负责的部分。因此，个人优势可以看成是环境和努力两个因素的函数。可见，Roemer 将机会平等理论进行了模型化，这也成为了经济学视角下机会不平等理论的基石，尤其是在收入分配方面得到了极大的应用，机会不平等理论的引入导致收入分配不平等的相关研究由结果不平等转向了机会不平等方面。

国外有关收入机会不平等的研究包括：Bourguignon 等（2007）以巴西城市男性为研究对象，通过测算发现收入不平等中 10%~37% 是由机会不平等造成的。Checchi 等（2010）以 25 个欧洲国家为样本，通过事前研究发现，欧洲 25 个国家的收入不平等中 25%~30% 是由机会不平等造成的；事后研究方法发现，收入不平等中 16%~45% 是由机会不平等造成的，事后研究方法得到的范围更为广泛。Marrero 和 Rodríguez（2012）以 2005 年 23 个欧洲国家为样本，通过事前研究方法并结合基尼系数的结果发现，收入不平等中 23%~38% 是由机会不平等造成的，机会不平等程度最高的国家分别是波兰、立陶宛、拉脱维亚、葡萄牙，可以达到 36%~38%；除此之外，研究收入机会不平等的样本对象范围涉及拉丁美洲（Ferreira 和 Gignoux，2011）、法国（Lefranc 等，2009）、意大利（Checchi 和 Peragine，2005；2010）、美国（Blau，1990；Marrero 和 Rodríguez，2013）、非洲（Cogneau 和 Mesplé-Somps，2008）和土耳其（Ferreira 等，2011）等多个国家和地区。

国内有关收入机会不平等的研究包括：马艳和张建勋（2015）将机会不平等理论与经典马克思主义收入分配理论进行了结合。从经济理论和经济模型推导中发现，在不同所有制下机会不平等对收入分配不平等均是有影响的，建议在我国经济体制下应该尽量缩小机会不平等程度。李莹和吕光明（2016）利用 CHIP2008 城镇数据测算结果表明，城镇总体收入不平等中 1/3 以上是由机会不平等所导致的。陈东和黄旭锋（2015）利用 1989~2009 年 CHNS 数据对我国收入不平等中机会不平等所占的比例进行了测度分析，结果发现收入不平等中 54.61% 是由机会不平等造成的。何立新和潘春阳（2016）利用 2005 年 CGSS 数据库和 CEIC 数据库对我国"Easterlin 悖论"进行了研究，通过实证分析发现，机会不平等是影响我国居民幸福感的关键变量。马艳等（2015）以《21 世纪资本论》为基石，通过大数据方法证实发达国家的收入和财富差距在不断增大且未来有进一步扩大的趋势。因此，资本主义和不公平的话题更该重新被审视。马艳等认为影响中国收入差距的维度有很多，但是机会不平等是其中一个非常重要的方面，其实证结果也表明，2002~2007 年期间，我国收入差距增加了 14.04，而机会不平等也相应地增加了 8.05。江求川等（2014）专门分析我国城镇居民的收入机会不平等，并分别从不同年龄、性别和区域进行了详细讨论，研究结果发现，从整体来看，我国城镇居民收入机会不平等程度有增大的趋势（徐晓红和荣兆梓，2012），从 1996 年的 25%，到 2008 年已经上升到了 33%。从年龄划分来看，老龄老人比低龄老人机会不平等程度更大。从性别来看，女性比男性机会不平等程度更大。从区域来看，相对发达的中东部，西部地区的健康结果不平等程度更大。

　　国内外有关机会不平等的研究不仅仅局限在收入上面，教育方面的机会不平等研究也较多，最早，Sewell（1971）就将机会平等理论应用在教育不平等上面。Breen 和 Jonsson（2005）重点关注了机会不平等背景下父母的社会经济环境对教育不平等的重要性。Asadullah 和 Yalonetzky（2012）利用印度 1983～2004 年抽样调查数据，重点研究了印度成年人群间的教育机会不平等，结果已经证实实施有效的政策能够减少机会不平等，尤其是西孟加拉邦和奥里萨邦在减少教育机会不平等方面取得了重大的进步。不仅如此，教育的机会不平等会对经济增长以及贫困有显著的影响。因此，缩减教育的机会不平等至关重要。国内有关教育机会不平等研究层出不穷，李春玲（2003；2010；2014）针对教育机会不平等方面做了大量的研究，比较有代表性的研究包括：李春玲（2010）以高校扩招政策为研究背景，利用 2005 年 1% 抽样调查数据和 2006 年 CGSS 数据对我国高校教育的机会不平等进行了研究。结果表明，获得高等教育机会不平等程度并没有随着高校扩招政策的实施而扩大。但值得关注的是相比于男性，女性获得高等教育的机会逐渐在扩大甚至与男性趋同。李春玲（2014）又专门针对 80 后人群面临的教育机会不平等进行了深入研究，以《无声的革命》为研究出发点，研究结果仍然发现，在 80 后群体中教育机会不平等程度仍然存在且没有得到很好的改善。尤其是农村 80 后教育机会远落后于城镇的 80 后教育机会。此外，刘精明（2008）对我国基础教育的机会不平等情况进行了分析，首先按照机会平等理论将影响教育的因素划分成了内生性（例如，家庭结构、家庭文化资本）和外依性（例如，外部制度环境和社会环境）。实证结果表明，教育机会不平等受到外依性的因素的影响，随着教育规模的扩大等政策的实施让教育机会更加平等化进而能够有效促进教育机会不平等程度的下降。吴愈晓（2013）利用 2008 年 CGSS 数据库专门研究了城乡居民间的教育水平的机会不平等差异。父母受教育年限，兄弟姐妹数量对教育机会不平等程度有显著影响。另一方面，不同教育层次升学存在不同程度的机会不平等，九年义务教育期间机会不平等程度较低，而升高中或者是考大学阶段的教育机会不平等程度较大。

3.3.3 机会不平等原则划分

Roemer（1998）提出的环境——努力二元结构下的机会平等理论仅是从理论上阐明了机会平等的概念，未给出能在实际应用中的研究框架和分类。机会平等是一个类似"乌托邦"的概念，在现实生活中是难以实现人人机会平等。但是，为了尽量缩小个体之间机会不平等的程度，政府部门这只"有形的手"就应该发挥应有的作用。例如可以通过政府转移支付和税收等政策手段适当地缩小机会不平等。那么，政策的天秤应该倾向哪里呢？所有造成不平等的因素都应该给予补偿吗？针对上述问题，学者们根据机会平等理论的环境、努力二元结构分别提出了补偿原则和回报原则，以此来探索实施补偿的方案。

（1）补偿原则

有关于补偿原则的概念，最早由 Fleurbaey（1995）和 Van（1993）提出。补偿的对象主要针对的是造成不平等中的环境因素。即政府这只"有形之手"主要作用是缩小由环境因素造成的不平等。目前有关于具体如何进行补偿的研究主要划分成了两大阵营，一个是事后补偿，另一是事前补偿（Ramos 和 Van，

2012；吕光明等，2014）。

事后补偿定理，最早由 Roemer（1993，1998）以及 Fleurbaey（1995）提出。随后，Aaberge 等（2011）以及 Fleurbaey 和 Peragine（2011）将其应用于实证分析。Fleurbaey 和 Peragine（2013）给出了具体的事后补偿定理，即当 $E \in D$，$f > (E)f'$，$i, j \in C(E)$，$e_i = e_j$，$f'(c_i, e_i) > f(c_i, e_i) > f(c_j, e_j) > f'(c_j, e_j)$，存在时，则有 $f'(c_k, e_k) = f(c_k, e_k)$ 成立且 $k \in C(E) \setminus \{i, j\}$。其中，$C(E)$ 为环境集，c 代表环境因素，e 代表努力因素，f 为优势函数。具体来看，事后补偿机会不平等的前提条件是，群体（cells）间具有相同努力程度，但其优势不同，且这种优势的结果存在不平等已经是事实。因此，补偿的是由环境因素造成的结果不平等部分。

相比于事后补偿，更多的学者将研究目标放在了事前补偿上面。如 Van（1993）、Krwncih（1996）、Lefranc 等（2009）等均将事前补偿应用在实证分析中。同样，Fleurbaey 和 Peragine（2013）给出了具体的事前补偿定理，与事后补偿定理不同之处在于，此次将关注对象放在了环境因素上面，当 $c_i > c_j$，$\min r(c_i, \cdot) > \max r(c_j, \cdot)$ 存在，且 $f'(c_i, e_i) > f(c_i, e_i)$，$f(c_j, e_j) > f'(c_j, e_j)$ 时，则有 $f'(c_k, e_k) = f(c_k, e_k)$ 且 $k \in C(E) \setminus \{i, j\}$。具体来看，事前不平等与事后不平等的概念大不相同，事前补偿关注点直接放在了环境因素上面，当个体还没有付出努力的情况下，类别（types）间在初始就具有不同环境因素。因此，在已知初始环境因素不同的情况下，就应该对环境因素可能造成的不平等进行补偿。

从事后补偿和事前补偿的对比结果来看：第一，事后补偿比事前补偿需要获取的信息更多。事后补偿不仅需要获取环境因素，也需要获取努力因素。而事前补偿只需要获取环境因素。第二，事后补偿和事前补偿关注点有所不同。事后补偿关注的是在个体努力程度相同时，补偿个体间由于环境因素造成的结果不平等。事前补偿关注的是群体间环境不同造成的结果不平等，而非环境群内部间不平等。第三，事后补偿和事前补偿并非完全对立关系。当环境因素集和努力因素集间是完全独立互不相关的前提下，事前补偿可以由事后补偿推导出来（Fleurbaey 和 Peragine，2013）。但是实际应用中，个人努力因素往往会受到客观环境因素的影响，很难实现环境因素与努力因素之间的独立性。因此，事前补偿和事后补偿得到的机会不平等结果会大不相同。

此外，Fleurbaey 和 Peraginc（2013）根据不同的前提条件给出了不同的事前补偿原则，如事前自由补偿（Ex-Ante Liberal Compensation）、强事前补偿（Strong Ex-Ante Compensation）以及事前功利补偿（Ex-Ante Utilitarian Compensation），三者之间的关系是，事前功利补偿可以推导出强事前补偿，而事前自由补偿与其余两种事前补偿相互独立。

（2）回报原则

根据机会平等概念可知，由努力造成的不平等是可以被人们所接受的。因此，在环境因素集相同的情况下，由于个人努力不同造成的结果不平等可视为个人的回报。回报原则对应的是机会平等理论中的努力因素。按照研究对象的不同以及研究的先后顺序，常见的回报原则可以被概括为如下三点：

自由回报原则（Liberal Reward）。其是所有回报原则中最早被提出的，与事前自由补偿原则相对应，但与事后补偿是完全不相容的（Bossert 和 Fleurbaey，1996）。自由回报原则主要被应用在公平分配领域（Bossert，1995）和公平社会次序领域（Fleurbaey 和 Maniquet，2005）。Ramos 和 Van（2012）以收入分配为研究对象，自由回报原则认为当环境因素完全相同时，个体间不平等主要源自努力因素，政府的税收政策和转移支付政策不应对上述不平等进行任何干预，应该充分发挥个体的能力和优势。

功利回报原则（Utilitarian Reward）。其由 Fleurbaey（2008）提出并在实证分析中较为常用。与自由回报原则相同之处在于，功利回报原则也主张由努力造成的不平等应该被厌恶；与自由回报原则不同之处在于，功利回报原则认为研究的重点应该放在具有相同环境的群体，将每个群体看成一个整体，重点使每个群体整体收入水平达到最大，而非调整群体内个体间的收入不平等。即在环境因素相同的情况下，自由回报原则考虑的是每个个体均应充分发挥努力因素，而功利回报原则考虑的是群体之和通过努力因素到达收入最大。

不平等厌恶回报原则（Inequlity Averse Reward）。在功利回报原则的基础上，考虑到不同机会集会存在不同的风险，Lefranc（2009）充分地考虑到了随机因素的重要性，并将其引入机会平等理论中，除了环境和努力因素外，最终获取的收入仍然是随机的，当有风险或随机因素存在，个体在作出选择时会面临风险厌恶。此外，无论是自由回报原则还是功利回报原则，其与事后补偿原则均不相容，但与事前补偿原则相容。在这种情况下，事前补偿原则需要确定环境因素，然后收集到的环境因素信息均是可观察到的，有些未被观察到的环境因素（随机因素）同样是需要被补偿的。因此，可以将不平等厌恶作为收入不平等的转换变量（Roemer，2010）。

综上分析可知，自由回报原则、功利回报原则和不平等厌恶回报原则均与事前补偿原则相匹配，而与事后补偿原则不相匹配（Fleurbaey 和 Peragine，2013）。因此，在进行机会不平等分析时，应使用事前补偿原则和自由回报原则，且可以根据不同的研究对象和内涵，设计合适的原则方案。

3.3.4 机会不平等的测度方法

上述文献已经汇总了补偿的原理和依据，那么补偿的力度有多大？这是一个值得认真思考的问题。Ramos 和 Van（2012）和吕光明等（2014）以收入分配机会不平等为研究对象，将研究方法进行了详细的划分，以下本书有关研究方法的划分亦按照直接测度法（Direct measures）、间接测度法（Indirect measures）、随机占优测度法（Stochastic dominance）、基准测度法（Norm based measures）。首先按照 Pistolesi（2009）的研究来讨论直接测度方法和间接测度方法。

（1）直接测度方法

直接测度方法是最为直观且简单的测度机会不平等的方法，即直接测度机会不平等程度，且该方法往往要借助反事实估计。假设存在一个收入的反事实估计 y^c，其收入不平等的主要原因来自努力因素而非环境因素。然后再通过不平等测度指数 $I(y^c)$ 来测得机会不平等程度。其中，反事实分布的构造方式主要可以划分为两种，即事前反事实分布和事后反事实分布，Fleurbaey 和 Peragine（2009）详细地讨论了事前分析法和事后分析法。

事前反事实构造。Van（1995）提出了事前反事实构造方法，根据机会平等理论的二元划分标准，设定 y_k 为第 k 个个体的收入水平，a_k^C 为环境因素，a_k^R 为努力因素。收入函数设定为隐函数形式，$y_k = g(a_k^C, a_k^R, e_k)$。其中，$e_k$ 为随机变量，$k = 1,2,\cdots,N$。N 为样本量，同时引入两个符号，分别用 $N_{k\cdot} = \{i \in N \mid a_i^C = a_k^C\}$，$N_{\cdot k} = \{i \in N \mid a_i^R = a_k^R\}$ 来表示环境因素类（type）和努力因素类的个数，同一类内的因素相等。事前分析法主要是将环境相同的个体归为一类，衡量的是类间的不平等。则收入反事实分布可以设定为如下形式：

$$y_k^{c1} = \frac{1}{N_{k\cdot}} \sum_{i \in N_{k\cdot}} y_i \tag{3-7}$$

式（3-7）又被称之为平滑收入分布（Smoothed income distribution），每个个体收入被所属类的平均收入所替代（Checchi 和 Peragine，2010）。同时该方法满足功利回报原则。在此基础上，Lefranc 等（2008）利用广义洛伦兹曲线的构造方法，具体构造方式如下：

$$y_k^{c2} = \frac{1}{N_{k\cdot}} \sum_{i \in N_{k\cdot}} i\tilde{y}_i \tag{3-8}$$

其中，$\tilde{y}_i$ 代表着类别 $N_{k\cdot}$ 中水平最低的收入数值。该数值的选取是根据不平等厌恶回报原则。估计出 y_k^{c2} 后再采用基尼系数就可测得机会不平等的具体数值。Ferreira 和 Gignoux（2011）在假设环境因素与努力因素之间存在相关性的情况下，且在给定环境因素的情况下，设定随机项的期望数值为 0，则反事实分布的形式如下：

$$y_k^{c3} = \hat{g}^c(a_k^C, 0) \tag{3-9}$$

式（3-9）实际上测度的是组内不平等程度。若环境因素和努力因素之间的相关性较为复杂的情况下，则可在式（3-9）的基础上添加努力因素 a_k^R，同时使用函数 $\hat{g}(\ )$ 来替代函数 $\hat{g}^c(\ )$，则反事实分布的形式如下：

$$y_k^{c4} = \frac{1}{N_k.} \widehat{g}(a_k^C, a_k^R, 0) \qquad (3-10)$$

但是在实际应用中很少利用式（3-10）来构造反事实估计，其中一个重要的原因在于，不仅要知道环境因素信息，同时也要知道努力因素的信息。

事后反事实构造。事后估计方法的思想在于，造成不平等的原因在于努力因素不同。事后分析法的主要是将努力相同的个体归为一组，衡量的是组间的不平等。事后估计方法最早由 Roemer（1993）提出，设定努力因素为一个固定数值 $\bar{a}^R$，即所有个体拥有相同的努力因素。与式（3-8）类似，则事后收入反事实分布可以设定为如下形式：

$$y_k^{c5} = \frac{1}{N_{k.}^{\bar{a}^R}} \sum_{i \in N_{k.}^{\bar{a}^R}} y_i \qquad (3-11)$$

其中 $N_{k.}^{\bar{a}^R} = \{i \in N \mid a_i^R = \bar{a}^R\}$。由式（3-11）得到的反事实估计值，在通过不平等指数 $I(y_k^{c5})$ 的测算就可以得到机会不平等的数值，且不平等测算值与 $\bar{a}^R$ 相关。但由于 Roemer（1993）选择参数 $\bar{a}^R$ 具有任意性，且所能观测到的努力因素不同进而导致 $I(y_k^{c5})$ 值亦会存在任意性。因此，为了避免任意性，根据不平等厌恶回报原则，选择每类中努力因素均值最小的数值 $\tilde{y}_i$ 来替代式（3-11）中的 y_i，即使用平均值 $\frac{1}{N} I(y_k^{c5})$ 来替代机会不平等程度，其中 N 为选择 $\bar{a}^R$ 可能性的个数。在此基础上，Aaberge 等（2011）采用了序列相关（rank dependent）方法来估计 $I(y_k^{c5})$。与事前估计方法中的式（3-10）类似，Pistolesi（2009）提出了一种半参数估计方法，将式（3-10）中的 a_k^R

用 $\overline{a}^R$ 来替代，且随机变量 e_k 的取值不再是 0。则反事实分布的形式如下：

$$y_k^{c6} = \widehat{g}(a_k^c, \overline{a}^R, e_k) \qquad (3-12)$$

其中，e_k 的取值方式有两种，一种与式（3 – 11）相同直接设定为 0，这种设定方式将随机因素看成是努力因素且为 0；另一种使用 $\widehat{e}_k$ 来替代，这种设定方式将随机因素看成是环境因素。在实际操作中，通常使用努力因素样本值来测算 $\overline{a}^R$。更多有关与 $\overline{a}^R$ 选择的方法及模型可参见 Luttens（2007）。

后续的应用中，Checchi 等（2010）通过利用式（3 – 7）以及剔除努力因素影响，构造了两个反事实分布并直接测算不平等程度。应用事前分析法的文献包括 Ferreira 等（2011）、Marrero 和 Rodríguez（2012）、Björklund 等（2012）；应用事前分析法的文献包括 Checchi 和 Peragine（2010）、Carpantier 和 Sapata（2013）、Aaberge 等（2011）等等。

（2）间接测度法

间接测度法与直接测度法相对应，间接测度法采用的是比较法，其思想在于通过对比收入的实际不平等分布和反事实分布之间的差异。使用 $I(y)$ 表示实际不平等程度，$I(y^{EO})$ 表示提出机会不平等以后的不平等程度。通过公式，$\Theta = I(y) - I(y^{EO})$ 来衡量机会不平等程度。间接测度法的实质同样需要构造反事实分布，那么反事实分布的构造方式就可以参照直接测度法中的反事实构造方法。在功利回报原则的思想下，Checchi 和 Peragine（2010）给出了式（3 – 7）的对偶形式，即收入反事实分布可以设定为如下形式：

$$y_k^{EO1} = \frac{1}{N_{\cdot k}} \sum_{i \in N_{\cdot k}} y_i \qquad (3-13)$$

在不平等厌恶回报原则下，式（3-8）对偶形式，即收入反事实分布可以设定为如下形式：$y_k^{EO2} = \dfrac{1}{N_{\cdot k}} \sum_{i \in N_{\cdot k}} i\tilde{y}_i$。当然，环境因素与努力因素相互独立的情况下，事前估计可以推导出事后估计法，因此，间接测度法可由直接测度法得到。即同理可利用式（3-9）构造的反事实分布为 $y_k^{EO3} = \widehat{g}^R(a_k^R, 0)$；利用式（3-10）构造的反事实分布为 $y_k^{EO4} = \dfrac{1}{N_{\cdot k}}\widehat{g}(a_k^C, a_k^R, 0)$；利用式（3-11）构造的反事实分布为 $y_k^{EO5} = \dfrac{1}{N_{\cdot k}^{\overline{a}^c}} \sum_{i \in N_{\cdot k}^{\overline{a}^c}} y_i$；利用式（3-12）构造的反事实分布为 $y_k^{EO6} = \widehat{g}(\overline{a}^c, a_k^R, e_k)$（Bourguignon 等，2007）。但值得注意的是，实际应用中，努力因素和环境因素往往并不是独立的，而是相互影响的。因此，上述给出的反事实估计方法多数仅是理论上可行，在实际应用中并不都是可行的。而 Checchi 和 Peragine（2010）提出了一种可行的非参数方法来进行反事实分布估计，即：

$$y_k^{EO7} = y_k \frac{u(y)}{y_k^{c1}} \qquad\qquad (3-14)$$

其中，$u(y)$ 为每个个体收入变量的均值，$u(y)$ 可能大于 y_k^{c1}，也可能小于 y_k^{c1}。尤其是极端情况，当 $u(y) = \dfrac{1}{N_{k\cdot}} \sum_{i \in N_{k\cdot}} y_k^{EO7}$ 时，就是出现每人面临的机会集（类）都是相同的。同理，可以将式（3-14）分母中的 y_k^{c1} 用 y_k^{c2} 来替代。

（3）随机占优方法

随机占优方法的提出主要源自事前估计方法。就像前文中的式（3-7）和式（3-8）分别是基于功利回报原则和不平等厌恶回报原则下构建非参数反事实分布。上述两个例子，其结果

（优势）均是个人机会集（set）的增函数。目前有关随机占优研究方法的使用主要是一阶随机占优原则（FSD，first-order stochastic dominance），较少涉及二阶随机占优原则（SSD，second-order stochasticdominance）。完全机会平等很难验证，一阶随机占优原则的思想为，任意类别的累积分布一阶随机占优于另一类别的累积分布，即认为事前机会平等不存在。因此，一阶随机占优原则常常被用作检验事前机会平等存在与否的标准。

此外，Roemer（1993）提出了识别假设（RIA），即在收入分配中处于同一百分比的个体也有相同程度的努力。其中有两个前提条件，一是多维努力因素 a_i^R 可以由多个标量 a_i^r 组成，且收入随着每个 a_i^r 的变动都是严格递增的；二是 a_i^r 与 a_i^C 是相互独立的。也正因为 RIA 的提出，即使努力因素难以被观察，机会平等框架也变得可以被操作。只需要计算每个类对应的收入的累积分布，看不同努力水平下，其收入的累积分布对应的百分比是否相同。Ramos 和 Van（2012）指出，若在 RIA 成立的情况下，事后机会平等意味着事前机会平等。

Lefranc 等（2008）就利用了一阶随机占优的方法，将优势的研究对象定位在收入分配（x）上面，假设存在两类（type）环境因素 s_1 和 s_2，则收入随环境变化的条件分布函数分别为 $F(x|s_1)$ 和 $F(x|s_2)$。按照一阶随机占优原则（FSD，first-order stochastic dominance）方法，若 $F(x|s_1) \neq F(x|s_2)$ 存在，则认为存在事前收入机会不平等。Lefranc 等（2009）进一步将随机占优原则应用在法国家庭生活水平研究上面。O'Neill 和 Sweetman（1999）提出了核密度估计方法，仅以父母收入作为单一环境因素，利用了一阶随机占优原则讨论美国居民个体收入的机会不平等。Nilsson（2005）在此基础上，将环境因素进行了扩展，增加

了父母出生地、关系程度等变量，利用了半参数回归讨论了瑞典个体收入的机会不平等程度。Rosa（2009）利用了一阶随机占优原则并利用基尼系数验证了事前收入机会平等存在与否。吕光明等（2014）根据以往研究认为随机占优方法可以成为检验事前机会不平等存在与否的条件。若一阶随机占优测得 $F(x|s_1) = F(x|s_2)$，则认为不存在机会不平等问题，收入不平等是由努力因素导致的。但这类的机会不平等研究是完全严格意义上的不平等，使用随机占优方法来测度机会平等与否，该方法与环境因素密切相关。然而，实际研究中，环境因素并不是完全可以被观测到的，能被观测到的环境因素往往是影响"优势"的部分环境因素。因此，在定义机会不平等概念时，是以部分可观测到的因素为出发点的。

（4）基本测度法

Bossert 和 Fleurbaey（1996）证实自由回报原则和事后补偿原则之间是不相容的。Almås（2008）以及 Devooght（2008）分别提出了新的研究方法来解决回报原则和事后补偿原则不相容的问题。基本测度法（Norm based measures）的研究思路是，设定一个基准公平收入 y^N，其实际收入为 y。不平等的测量主要是通过对比实际收入与基准收入之间的差值，即两者之间的偏离程度作为衡量不平等程度的指标。即

$$I(y, y^N) \tag{3-15}$$

其中，函数 $I(\cdot)$ 需要满足两个条件：一是无论上述偏离程度有多大，测度必须满足局部对称性而非完全对称；二是由于补偿总体和责任个体特征存在异质性，因此转移原则在该模型中不再适用。

基本测度法的难点就在于如何寻找基准公平值。在实际应用

中，Devooght（2008）根据平等主义（egalitarian equivalent solu-tion）思想使用均等分配作为收入机会平等基准，并使用广义熵（Bossert，1995）来测度比利时家庭税前收入机会不平等程度。Almås 等（2011）采用广义比例原则（generalized proportionality principle）测算的收入作为基准收入，然后再使用基尼系数来测算偏离程度的大小。在此基础上，Sapata 和 Ramos（2013）将该方法应用在了法国个体劳动收入差异研究方面。上述三篇文章均将误差项看作是环境因素。然而，误差项里面包含的因素不全是环境因素，努力因素也会被包含其中。为此，Almås（2008）就采用了两种方法来修正这一问题，第一种与上述研究相同，将误差项看成是环境因素，这样测得的环境因素包含的内容较为丰富且全面，由此得到的不平等程度看作是机会不平等的上限；第二种与上述研究完全不同，直接将误差项看成是努力因素，由此得到的环境因素信息较少，仅是研究所选择的可观测环境因素，因此所测得不平等程度为机会不平等的下限。

（5）其他方法

按照计量经济学中模型估计方法的分类，可划分为参数方法和非参数方法。参数方法主要是参数回归估计，根据回归估计结果来构造反事实分布，然后再通过前文所列的反事实估计方法测算机会不平等程度（Bourguignon 等，2007；Marrero 和 Rodríguez，2013）。具有代表性的研究为夏普里值分解。赵广川等（2015）基于回归的夏普里值分解，除了测算总的环境因素造成的机会不平等程度，也测算由不同环境因素造成的医疗服务机会不平等程度，按照贡献程度大小排序，依次为户口、工作状态、教育、收入。马燕等（2015）在回归的基础之上使用嵌套夏普里值分解对中国收入分配中机会不平等的大小进行了度量和分析。李莹和吕光明（2016）基于夏普里值分解和 Fields 分解测得机会不平等占总不平等的程度。Deutsch 等（2017）以自评健康作为解释变量，基于有序的 logit 模型，通过夏普里值分解测得健康机会不平等占比为 30.136%，由努力因素和生活方式引起的健康不平等占比为 22.028%，由人口学得到的健康不平等占比为 47.836%。

非参数法通常应用在不平等指数的分解上面以及反事实分布的估计方法（江求川等，2014）。主要是通过环境因素和努力因素进行分组，然后再测算组间机会不平等和组内机会不平等（Checchi 和 Peragine，2010）。Checchi 和 Peragine（2010）、江求川等（2014）通过非参数方法估计了反事实分布。江求川等（2014）在 Checchi 和 Peragine（2010）的基础上将误差项的信息纳入到在反事实分布中，将收入划分成 K 等分，并假设收入处于同一级别下的个体努力程度相同，针对新的反事实分布进行了非参数估计。

此外，测度机会不平等的方法还包括联立方程法（Bourguignon 和 Ferreira，2007）。与事前、事后研究方法对比，两种方法的区别在于：第一，假设条件方面。事前、事后研究方法（Fleurbaey 和 Peragine，2013）假设客观环境因素与个人努力因素之间相互独立，该假设条件过于严格。联立方程法放宽了这一假定，认为在某种程度上，个人努力因素会受到客观环境因素的影响，二者之间可以存在相关性。第二，事前、事后估计方法计算过程较为简单，从事前和事后两个角度考量了机会不平等的测度。而联立方程模型在测度机会不平等的过程中，其估计方法的准确性会影响到机会不平等测度的精确性（刘波等，2015），所以针对联立方程模型的估计方法选择是较为关键的因素。此外，该方法可以将客观环境因素对被解释变量的影响划分为直接影响和间接影响。

3.3.5　机会不平等因素的划分

根据研究对象的不同，学者们对环境和努力所包含因素的划分也不同。具体来看，收入不平等视角下，龚锋等（2016）在经济研究工作论文中详细地列出了最近 15 年来国内外有关于环境和努力因素内容的包含情况，按照使用频率高低进行排序，环境因素主要包括：父亲教育、母亲教育、出生地、父亲职业、性别、家庭规模与类型、种族或民族、儿童时期家庭条件、天生能力、年龄、户籍（或居住地）、母亲职业、母亲语言。其中，父亲的教育情况在 15 篇论文中 100% 被提及到；努力因素包括：教育程度、工作时间、经验、行业类别、职业类型、就业状态、迁移。随后，龚锋等（2017）指出环境因素应该包括：父亲和母亲受教育程度、父亲和母亲就业状况、性别、年龄、户籍、出生地、儿童时期的家庭社会地位、居住地；努力因素应该包括：教育程度、职业状态和工作时间。马燕等（2015）认为环境因素应该包括：性别、民族、出生地、户籍、父母的受教育年限、父亲的职业。Bourguignon 等（2007）认为环境因素应该包括：家庭背景、种族和地区，努力因素应该包括教育。Lefranc（2009）认为环境因素应该分为：农民、工匠、高级专业人员、低级专业人员、非体力劳动者和体力劳动者。Asadullah 和 Yalonetzky（2012）认为环境因素应该包括：宗教和性别。Marrero 和 Rodríguez（2013）认为环境因素应该包括：

种族、父母亲的教育水平、父亲的职业、儿童时期家庭条件等。李莹和吕光明（2016）认为环境因素应该包括：经验、户口、性别、父母的平均受教育年限、父亲的职业类型、地区、工作单位所有制形式、社会资本；努力因素包括，个人受教育年限和职业类型。陈东和黄旭锋（2015）认为环境因素应该包括：父母亲的受教育年限和工作类型（江求川等，2014）、家庭规模。

综合来看，除了常见的社会人口变量（性别、年龄、户籍和出生地等）外（Roemer 等，2003；Checch 和 Peragine，2010；Bourguignon 等，2007；Lefranc 等 2009；Ferreira 和 Gignoux，2011），环境因素主要涉及的是父母背景（Heckman 等，2002；Cunha 和 Heckman，2007，Checchi 等，2010）。不同的研究学者选择不同环境因素和努力因素主要原因在于研究的对象、研究的方法、研究的侧重点以及研究数据的限制等方面各不相同。因此，在健康经济学领域中，研究健康的机会不平等，应该根据研究问题的实际情况选择合适的指标。

在健康经济学研究框架下，有关于健康机会不平等的研究主要集中在两个方面，一是卫生医疗支出方面；二是健康状况。但从整体来看，机会平等理论在健康经济学中的研究较少，无论是从理论分析层面还是从实证分析层面。就现有文献梳理来看，环境因素和努力因素的内容分别为：医疗消费支出视角下，赵广川等（2015）认为环境因素应该包括：户口、受教育情况、收入水平、收入等级、工作状态、参保状况、地区、医疗机构距离、感冒治疗费。努力因素应该包括：疾病严重程度、性别、年龄、年龄划分、婚姻状况。按照是否受个人控制的标准来看，赵广川等（2015）将性别和年龄划分在努力因素中是不合理的。健康服务利用视角下，马超等（2014）以医疗支出为被解释变量，认为环境因素应该包括：受教育年限、医保类型、家庭人均收入、报销比率、地域、户籍、工作；努力因素应该包括：慢性疾病、疾病严重程度、治疗方式、婚姻、年龄、性别、就医偏好、是否有补充商业保险。顾海和李佳佳（2012）以医疗需求（医疗需求涵盖了医疗支出、医疗补偿、疾病严重程度、慢性病、治疗方式）为被解释变量，与以往研究不同之处在于，将影响医疗需求的变量划分成了禀赋因子、环境因子、制度因子三大类，其中环境因子包含家庭规模、城乡、区域、共付率。自评健康视角下，Deutsch等（2017）以有序的自评健康为被解释变量，认为环境因素应该包括：父亲的受教育情况、母亲的受教育情况、儿童时期家庭经济状况、个人出生地、父母亲的出生地、移居的年份；努力因素应该包括：个人教育水平、是否吸烟、是否参加体育运动。其中，性别和年龄化作人口学变量，未被纳入环境因素或努力因素中。

综上来看，在健康经济学领域中，有关于环境和努力因素的划分并没有统一标准，但根据研究对象的不同，主要可以划分成两类：一类是医疗服务，一类是健康。就目前文献来看，无论是国内还是国外文献，有关于医疗服务角度机会不平等研究较多，而有关于健康角度研究较少。环境因素主要包含医疗方面、经济环境方面以及地域方面；努力因素主要包含生活因素、个人受教育水平。与收入类似的是，受教育水平仍是努力因素中的重要变量，但不同之处在于生活方式是影响健康的重要努力变量（Fleurbaey 和 Schokkaert，2009），而收入则不同。

3.4 经济学视角下的机会不平等
理论的进一步扩展

3.4.1 维度划分方面的扩展

目前大部分有关机会不平等的研究均锁定在二元维度上的划分，即"环境"和"努力"（Roemer，1998）。环境因素造成的不平等是不能被人们所接受的，而由努力造成的不平等是可以被人们所接受的且不应该被补偿。尽管在机会不平等研究进程中Roemer（1998）提出的理论框架处于核心地位，但在实际应用中，影响优势（例如：收入、教育和健康）分配结果的因素并不能完全地清晰划分为环境和努力两个方面。例如，有些政策因素表面上应该被归类在环境因素方面，但是政策实施以后，参与与否应该归结于个人的抉择，理论上更应该被归类在努力因素中。因此，影响收入分配机会不平等因素的划分更应该呈现多样性。

Lefranc（2009）以Shlomi（2009）、Lippert-Rasmussen（2001；2005）展开的运气与公平之间的关系研究为基础，在机会平等二元框架下，Roemer（1998）引入了运气（luck）维度。具体来说，Shlomi（2009）、Lippert－Rasmussen（2001；2005）定义运气的概念指的是个体控制、选择或道德责任与结果的发生没有关系的情况。Lefranc（2009）在此基础上扩展了运气的概念并给出了更为宽泛的定义，将运气具体划分成了四个方面，即社会背景运气（social background luck）、遗传运气（genetic luck）、后天原生运气（later brute luck）和知情选择运气（informed option luck）。以上四个方面具体的含义为：社会背景运气是指具有相同本领和积极性的个人，最终结果不同的原因仅在于先行因素，如家庭和社会关系等因素。这种运气往往被归类于环境因素中；遗传运气是指由遗传基因导致的结果不同，这种遗传运气不受人为控制不能被个人所选择。例如，导致两个异卵双胞胎的结果不同的原因在于某位的基因遗传了一种特殊的天赋，因此称之为遗传运气；后天原生运气是指假设个体能为自己的选择和行为偏好负责。在此前提下，具有相同天赋和社会背景的个体，由于个体不能理性地影响事件发生的概率（Dworkin，1981）而造成结果存在不同，这种运气在个体的生命历程中都会发生；知情选择运气是指当两个个体对两种不同"彩票"具有选择权，一种彩票获得的收益是确定的，而另一种彩票获得收益是不确定的，选择的过程中往往伴随着风险，这种风险在一定程度上是可以被计算、预测或避免的。因此，选择不同的彩票所获得的收益不同。

从原则上来看，在平等视角下，不同类型的运气应该给予不同程度的补偿。具体来看，个体社会背景运气造成不平等应该被完全补偿；遗传运气不应该被补偿，按照自由回报原则，遗传运气属于自我所有权，属于个人的初始禀赋（例如，美貌、身高等方面），该部分造成的不平等可以被人们所接受（Nozick，2013）；后天原生运气应该给予部分补偿，该类运气与概率（不确定）有关，应该首先判定该类运气属于环境因素还是努力因素，若归类于环境因素中则应该给予补偿，但若归类于努力因素中，则不应该给予补偿；对于知情选择运气，Dworkin（1981）认为不应该被补偿，理由在于，知情选择运气中的风险是可以被避免的，所造成的结果不同源于个人的选择，算作努力因素中，不应该被补偿。Fleurbaey（1995）认为应该给予完全补偿，理由在于，知情选择运气在实际中很少发生，即使发生了也很难测度。此外，这种选择行为所犯的错误的概率与结果的产生间是不成比例的，因此应该给予完全补偿（Fleurbaey，2008）。Vallentyne（2002）认为应该给予部分补偿，具体操作为，选择造成好结果的群体应该部分补偿选择造成坏结果的群体。

从理论模型的构建上来看，Lefranc（2009）将影响收入结果（y）的因素划分成了环境（c）、努力（e）和运气（l）三方面的变量。其中，环境是导致收入不平等的不合理因素，努力是导致收入不平等的合理因素。而运气作为"中立"随机变量，应该根据导致不平等合理性与否来划分，其在环境因素中或是努力因素中。当收入的分布、环境和努力因素被确认，运气就能够被测量。运气的测量方式为：设定收入服从连续分布 $F( )$，在给定环境和努力因素的情况下，$l = F(y|c,e)$ 测量的是环境和努力因素类似的情况下，运气是如何造成收入不平等的。

3.4.2 研究视角方面的扩展

通过上述文献综述可知，以往研究的重点都放在了机会不平等中的环境因素上面，努力因素并未引起重视。梳理上述文献的发现，大部分研究了环境因素导致的不平等，即机会不平等。Marrero 和 Rodríguez（2013）将研究不平等原因的重点放在了努力因素上面，他认为由努力因素所导致的收入不平等同样值得关注，并将其称之为"努力不平等"。原因在于，以往研究视角仅关注的是导致不平等原因的合理性，即相同环境因素，个人努力不同导致的不平等程度不同是可以被人们所接受的。而 Marrero

和 Rodríguez（2013）则认为若环境不同，个人的结果存在差异。但是经过个人后天的努力促使结果变得更好，该种途径同样可以缓解不平等程度，即努力因素可以成为缩小不平等程度的方式。Bourguignon 等（2007）指出环境因素往往对努力因素有影响，在具体测量机会不平等过程中，不考虑努力因素对于环境因素的影响的话，测量会存在一定的偏误。因此，努力因素应该得到重视和关注。龚锋等（2017）在"事后"视角下，通过非参数测度方法，测算了 50 后、60 后、70 后和 80 后的收入机会不平等程度为 35% ~ 43%。但是当引入努力因素后，尤其是当个人的努力达到最大值时，以上四类人群的收入机会不平程度均会出现下降的现象。这一结果证实提高个人的努力程度能够显著地改善机会不平等效应。

3.4.3　机会不平等测量范围的创新

机会不平等的测度，以往主要是集中在绝对数值的测度上。然而，根据所获得的信息不同，可以测得机会不平等的上限和下限。Ferreira 和 Gignoux（2011）指出，目前有关于机会不平等数值的测量均是建立在可观测到的环境因素方面，因此，基于可观察到的环境因素测得的机会不平等数值可算作真实机会不平等数值的下界。随着可观测到的环境因素进一步丰富，所测度的机会不平等下界将与真实的机会不平等数值相靠近。Almås（2008）针对收入机会不平等问题，通过对随机误差项的调整来得到机会不平等的上限和下限。当误差项看作是环境因素时，得到机会不平等的上限，当误差项看作是努力因素时，得到机会不平等的下限。马超等（2014）利用 Ferreira 和 Gignoux（2011）提出了上下限界定方法，在使用基尼系数测得健康服务利用机会不平等程度时，使用健康服务的原始数据测得的机会不平等为机会不平等上限，里面包含了全部的环境信息。而基于可观测到的环境因素测得的机会不平等为机会不平等下限。

3.5　机会不平等理论在健康经济中的发展

国外有关健康机会不平等的研究包括：2006 年《世界银行发展报告》中重点关注了不平等问题且在报告的第一段中明确指出要注意机会不平等。Rosa 和 Jones（2007）认为机会不平等是过去 10 年发表的一系列不平等研究的潜在概念。而 Tsuchiya 和 Dolan（2008）建议有关于公平的研究应该扩展到多个属性和维度，尤其是在健康机会不平等方面的研究。紧接着机会不平等理论就被应用在了健康经济学中。Rosa（2009）同样是以 Roemer 机会平等理论框架为基础，利用英国国家儿童发展研究的数据，重点分析了环境因素、努力因素和儿童健康之间的关系。研究结果表明，环境因素一方面直接对健康会产生影响，另一方面会通过努力因素间接影响健康。Trannoy 等（2010）重点研究了环境因素中儿童时期的健康状况、父母的社会背景及健康状况对老年人健康不平等的影响。结果发现，当父母的社会地位和健康状况达到最优的情况下，相应的健康不平等程度会下降 57%。可见，机会不平等对于健康不平等是有影响的。环境因素的分配同样是个人无法支配和控制的因素。然而上述研究并没有充分地考虑到环境与努力之间的相关关系。Jusot 等（2013）将研究重点放在了健康机会不平等，环境因素与个人努力因素之间的相关

关系上面。与以往研究不同之处在于，Deutsch 等（2017）以
卢森堡为研究对象，将影响健康的因素划分成环境因素，努力
因素、生活方式和人口学变量，即认为影响健康的因素都不能
完全被环境因素和努力因素所概括。研究结果表明，当被解释
变量（健康）类型不同时结果虽有差异，但是差异甚微，以二
元离散变量为例，环境因素对健康影响占比为 27%，努力因素
和生活方式因素对健康影响占比为 26%，人口学因素对健康影
响占比为 47%。综合来看，机会不平等对应的因素对于健康有
显著影响。

　　国内有关健康机会不平等的研究包括：顾海和李佳佳
（2012）利用 2009 年 CHNS 数据库研究了机会不平等因素中的环
境因素（例如：城乡、家庭规模、共付率等）和制度因素（例
如：医保类型和保费）对医疗需求的影响，研究结果表明，制度
因素是影响医疗需求的重要因素，政府部门在实施医疗资源再分
配过程中应该充分考虑制度因素的重要性。该文献仅测度机会不
平等因素对医疗需求的影响，但是并没有测度机会不平等对医疗
需求不平等的影响程度有多大。赵广川等（2015）利用 1991 ~
2011 年 CHNS 数据库测度的机会不平等对我国医疗需求不平等的
影响程度在 11.56% ~ 84.02% 之间。无论是环境因素还是努力因
素均对医疗需求不平等有显著的影响。马超等（2014）将机会
平等理论纳入健康经济学的研究框架下，在"鼓励原则"下研
究了居民健康服务利用的平等性问题。通过测量发现，我国居民
健康服务利用不平等的 54.4% 由机会不平等所造成。在此基础
上，马超等（2017）在 Roemer 机会平等理论框架下，针对江西
省的宜兴（无锡）、太仓（苏州）、栖霞（南京）三个地方的医
疗服务利用平等性进行探讨，深入研究医保统筹模式这一政策是

否会对医疗服务利用机会平等程度产生影响。研究结果表明，实行城乡医保统筹的地区居民医疗服务利用和健康水平的机会不平等程度比未实施统筹地区的低很多。可见，实施城乡医疗统筹这个政策能够极大地缩小居民医疗服务利用和健康机会的不平等程度。

3.6 代际经济支持视角下健康不平等相关研究

3.6.1 代际经济支持的含义

在探究代际经济支持与健康水平之间的作用关系前，代际经济支持含义的界定至关重要。已有研究存在代际经济支持和代内经济支持两个概念，代内支持指的是来自家庭以外成员，例如亲戚和朋友给予的经济帮助（Cai 等，2006）；代际经济支持是指家庭成员内部之间的经济流动（Secondi，1997），不能将二者混为一谈；此外，应该根据研究对象和目的不同，选择合适的测度健康机会不平等的方法。Hao 和 Naiman（2010）认为不平等测度方法的选择应该遵循强弱转移原则、尺度无关原则、人口无关原则和可分解原则等。概要不平等测度中的基尼系数和广义熵指数满足以上四点，但阿特金森指数不满足可分解性。Kjellsson 和 Gerdtham（2013）针对健康不平等常用的衡量指标集中指数和扩展形式进行了讨论，新增了对称原则和独立性原则。集中指数仅满足转移原则，Wagstaff 指数不满足独立性原则，而 Erreygers 指数满足上述所有原则。因此，本研究在代际经济支持的内涵下开展，以选择原则为标准来选取适当的测度方法。

3.6.2 代际经济支持对于健康的影响

在社会老龄化加剧的背景下，如何为老年人提供能够颐养天年的环境是一个亟待解决的问题。《"十三五"国家老龄事业发展和养老体系建设规划》中明确提出要完善养老体系，但"家庭式养老"依然是现存的主要养老方式（郑秉文，2011），通常子女通过经济支持、生活照料和日常服务等途径为老年人提供相应的帮助，子女的这种支持行为能够有效地保证老年人的健康水平（张文娟和李树茁，2004）。尤其是经济支持方面，获得经济支持的老年人健康水平优于没有获得经济支持的老年人健康水平（Scodellaro 等，2012）。可见，经济支持是影响老年人健康水平的重要因素之一（刘西国，2015），当老年人能够获得子女经济支持，这一行为的发生会使父母对生活的满意程度增加，进而促进健康水平（Xu 和 Chi，2011）。具体看来，代际经济支持行为能够有效提高老年人健康精神（Fritzell 和 Lennartsson，2005）、自评健康（刘西国，2015）和心理健康（Cong 和 Silverstein，2008）。

3.6.3 代际经济支持、新农保和健康的关系

自 2009 年"新农保"政策实施以来，学者们有关新农保政策的研究主要集中在参保决策影响因素研究方面（肖应钊等，2011；穆怀中和闫琳琳，2012）、新农保对农村劳动力供给影响方面（黄宏伟等，2014；解垩，2015；赵晶晶和李放，2017）、对收入再分配（王翠琴和薛惠元，2012）以及促进消费方面

（刘远风，2012；贺立龙和姜召花，2015）。最新研究目标定位在"新农保"政策实施效果方面，即新农保是否会改变农村老年人养老模式。其中具有代表性研究：程令国等（2013）利用2008年和2011年CLHLS数据详细地研究了新农保对农村老年人养老模式中的居住安排、生活照料及经济来源三方面的影响。结果表明新农保政策实施已经对我国农村养老模式产生了影响。陈华帅和曾毅（2013）利用2008年和2011年CHARLS数据库专门探究了新农保对养老模式中经济来源（代际经济转移）的影响，研究发现，新农保政策会对私人转移支付产生显著的替代效应，即新农保政策可以在一定程度上减轻子女的养老负担问题。张川川和陈斌开（2014）利用2011年CHARLS数据库通过断点回归亦得出同样的结论，社会养老能够在一定程度上替代家庭养老。

通过梳理文献可知，新农保政策实施以来，的确在一定程度上改变了农村老年人的养老问题。无论是社会养老还是家庭养老，二者的目的是完全统一而并非对立的，均是为了促进老年人能够安度晚年并享有良好的生活质量。就目前而言，社会养老的发展还处于初级阶段。现阶段老年人的养老方式应该是家庭养老和社会养老统筹结合并以家庭养老为主。

社会养老和家庭养老是否对老年人健康有影响？关于新农保对农村老年人养老质量的影响研究较少，Liang等（2000）认为养老金对老年人的健康状况有正向的促进作用。李实和杨穗（2011）也证实了中国同样存在这一结论，即养老金对中国老年人健康具有正向促进作用。上述研究并没有单独关注新农保政策，张晔等（2016）着重研究了新农保政策实施对农村居民养老质量的影响，其中养老质量包含了健康水平、精神慰藉、经济状况和家庭地位。研究结果显示新农保在一定程度上提高了农村居民的养老质量，但同时也加剧了不同收入组别农村老年人的养老质量不平等问题。但该文并没有深入研究新农保领取金额间的不平等对于养老质量影响程度；作为农村老年人主要养老方式的"家庭养老"，其对老年人养老质量中的健康有着显著的正向作用。通常子女通过经济支持、生活照料和日常服务等途径为老年人提供相应的帮助，子女的这种支持行为能够有效地促进老年人的健康水平（张文娟和李树苗，2004）。

3.7 文献评述

通过上述的文献综述可以发现，国内有关健康不平等问题方面的研究较为丰富且深入。尤其是随着我国社会老龄化的发展，老年人口数目的增多，老年人的健康问题引起了广泛的关注。但现有研究还存在以下不足之处：

第一，健康不平等相关研究主要集中在健康结果不平等方面，少有研究健康机会不平等。同时，影响健康的因素尚不全面且未存在统一的划分标准。国内外学者对于健康的影响因素的探索已有一定研究，但是对某些因素考虑比较匮乏，尤其是在基础设施和活动场所、医疗卫生、灾害发生等方面。并且，国内的研究基本上针对个体，以群体为样本单位的研究还没有。群体样本可以消除个体差异较大的数据，缓解异常值的影响。基于群体样本的分析更有利于政府采取相应的具体措施来改善老年人的健康状况。多数研究并没有考虑中国城乡二元结构的背景，而以全国样本作为研究对象，这样很难分析城乡间健康状况是否存在差异。

第二，健康机会不平等研究框架尚未存在且没有具体的经济理论分析基础。本书尝试将健康生产函数与机会不平等理论进行结合。对于健康不平等的研究主要是基于健康的结果不平等方面。健康不平等的影响因素中有些是可以避免的，有些是不可以避免的。但现有研究多数并未将其进行区划，机会不平等理论恰好可以将机会不平等进行划分：一部分是由客观环境因素造成的健康不平等，将其称之为机会不平等；另一部分是由主观努力因素造成的健康不平等，这一部分为可接受的健康不平等。因此，本书将以中老年人为研究对象，将机会不平等理论与健康生产函数进行结合，对健康生产函数进行扩展。

第三，健康机会不平等的测算方法和视角均较单一，现有关于健康机会不平等测算视角仅局限在健康医疗资源方面，关于健康本身机会不平等测度尚未展开。在健康经济学的框架下，机会平等理论应用研究还刚刚起步，关于健康的机会不平等研究甚少。此外，健康经济学中健康水平和医疗卫生服务均是较为重要的内容。而国内现有的有关健康机会不平等研究，主要是从医疗卫生服务方面展开研究的。而健康水平本身的机会不平等研究尚未展开。因此，本书根据机会不平等的"补偿原则"，深入探究和测度健康机会不平等。同时在健康结果不平等测度的基础上，进一步测度了健康机会不平等占健康不平等的比重。

第四，机会不平等原则主要围绕补偿原则方面，回报原则方面被忽视。现有健康机会不平等相关研究，主要是从补偿原则方面进行考量的。那么通过个人的努力，健康机会不平等是否也会缩小呢？在缩小健康机会不平等的目标过程中，政府"无形之手"的作用固然重要且为主要途径，但从经济理论上来说，个人主观努力因素同样很重要。因此，在现有研究的基础上，将研究视角进一步进行扩展，将其进一步扩展到努力因素上面。参照 Marrero 和 Rodríguez（2013）提出研究思路，验证客观环境相同时，个人通过提高主观努力后，优势是否会被削弱。若经过后天努力促使结果变得更好，此种途径同样可以缓解机会不平等程度，即主观努力因素可以成为缩小不平等程度的方式。

第五，代际经济支持视角下健康不平等相关研究不足。现有研究表明，代际经济支持是影响健康的重要因素之一。但是在健康机会不平等相关研究框架下，Bourguignon 等（2007）却指出代际收入弹性不是衡量机会不平等的合理测度。主要原因在于父代的永久性收入并不能全部反映子代收入的外生决定因素，代际流动仅是居民之间收入流动的"几率"，不应该纳入机会因素中（江求川等，2014）。但如果在补偿原则视角下看，子女对于父辈的代际经济支持可以看作是环境因素。因此，有必要探究子代给予老年人代际经济支持对健康不平等的作用。若将代际经济支持看成是子女对于老年人的养老负担指标，那么通过探究代际经济支持与健康之间的作用关系，可以有效地分析出养老负担对于老年人健康的影响。若将代际经济支持看成是老年人养老收入的来源之一，可以将其看成健康生产函数中投入要素的预算条件之一。无论从哪个视角来看，单独衡量代际经济支持对于健康的影响都至关重要。

第六，现有测度不平等的计量经济模型存在缺陷。就实证方法而言，在健康结果不平等测度分析中，以 Oaxaca 分解模型为基础，Mata 和 Machado（2005）提出了分位数回归的 MM 分解方法，扩展了 Oaxaca 分解模型，但 MM 方法并没有考虑变量的内生性。针对分位数回归的内生性问题，Kim 和 Muller（2004）提出了两阶段分位数回归模型，使用工具变量来替代存在内生性的变量。本书将 MM 分解方法的思想与两阶段分位数回归（TSQR）模型进行结合，以解决 MM 分解方法中变量的内生性问题；在机会不平等的测度分析方法中，事前、事后估计方法是常用的方法，事前、事后研究方法假设客观环境因素与个人努力因素之间相互独立，该假设条件过于严格。联立方程法（Bourguignon 和 Ferreira，2007）放松了这一假定，认为在某种程度上，个人努力因素会受到客观环境因素的影响，二者之间可以存在相关性。此外，环境因素往往对努力因素有影响，在具体测量机会不平等过程中，不考虑主观努力受客观环境的影响，测量会存在一定的偏误。因此，努力因素应该得到重视和关注（Bourguignon 等，2007）。

通过对文献梳理，可以提炼以下三个方面的问题：第一，机会不平等理论在健康经济学研究中研究较少。在健康经济学研究领域中健康机会不平等的理论框架尚未建立，如何将机会不平等理论与健康生产函数进行结合是一个值得深入研究的问题；第二，机会不平等理论研究框架下，我国健康机会不平等程度的大小，健康机会不平等程度占健康不平等的比重大小，环境因素中哪些变量是导致机会不平等的重要方面，通过努力因素是否可以减少健康机会不平等程度？第三，代际经济支持作为影响健康的重要变量，代际经济支持与健康水平之间是如何相互作用的，以及代际经济支持相关的健康机会不平等程度如何？

第4章 机会不平等理论框架下健康生产函数的扩展

通过对已有研究的归纳总结，按照时间维度，图4-1给出了健康不平等的研究框架。最早有关健康不平等的研究主要集中在健康结果不平等研究方面，比较有代表性的研究包括：纯粹健康不平等研究和社会经济健康不平等研究。随着研究的深入，学者们将影响健康不平等的因素进行了分类，按照不平等产生的原因划分为"可以避免的不平等"和"不可避免的不平等"。根据机会不平等理论，"回报原则"对应不可避免的不平等，"补偿原则"对应可以避免的不平等。其中，不可避免的健康不平等主要是自身努力因素造成的，因此该部分不平等是可以被人们接受的不平等；而可避免的不平等是客观环境因素导致的，因此该部

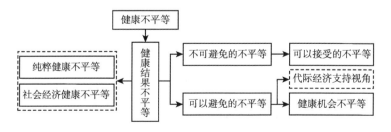

图4-1 健康不平等的研究框架

分不平等是不能被人们接受的部分，将其称之为"健康机会不平等"。本书第 7 章将单独研究代际经济支持变量对于健康的影响。根据健康不平等的研究框架，本章主要给出健康机会不平等的定义，以及机会不平等理论与健康生产函数的结合，为后续的实证分析奠定理论基础。

4.1 健康机会不平等内涵的界定、原则划分及政策设计

4.1.1 健康机会不平等内涵的界定

（1）纯粹健康结果不平等的定义

第 3 章 3.2.1 部分关于健康不平等定义，其中基于健康寿命、健康风险和医疗卫生定义的健康不平等均属于纯粹健康不平等。具体来看，纯粹健康不平等是把健康变量的分布情况作为衡量健康不平等的定义。例如：使用寿命来代表健康状况，则将人群间的健康寿命曲线存在的差异称之为"健康寿命不平等"（Weinstein 和 Stason，1977）；医疗卫生是影响健康的重要因素，于是使用医疗卫生不平等来替代健康不平等的研究（Braveman 和 Gruskin，2003）。本书将纯粹健康不平等定义为：使用单一指标法（定义见第 3 章 3.1.2 部分）来衡量健康水平，根据个体间健康不同分布情况或不平等指数测算的结果。

（2）社会经济健康结果不平等

上述纯粹健康不平等研究仅包含了健康本身的信息，选择不同的指标来衡量健康水平就会得到不同的健康信息。很多学者在

此基础上进行了扩展，主要从社会经济影响因素方面着手，利用不平等指数分解或是回归方程分解找出导致健康不平等的社会经济方面的原因（Erreeygers，2009；Mata 和 Machado，2005；陆杰华和郭冉，2017）。因此，本书将社会经济健康结果不平等定义为：通过实证模型的构建和理论分析找出社会经济因素中对健康有影响的变量，进而测得不同社会人口学、经济学因素等特征的人群健康水平之间的差异。

（3）健康机会不平等的定义

Roemer（1993）通过理论模型定义了机会不平等，考虑一个有限的样本框架，$i \in \{1, \cdots, N\}$，N 为总样本个数，i 代表 N 个样本中第 i 个个体。设定具有代表性个体 i 的健康水平为 H_i，将其定义为环境因素集 C_i 和努力因素集 E_i 的函数。其中，与健康相关的社会经济因素将被划分到 C_i 或 E_i 中。那么个体 i 对应的健康函数为：

$$H_i = h(C_i, E_i) \tag{4-1}$$

其中，环境因素集 C_i 包含 J 个因素，均为外生变量。因为环境因素不受个体努力和能力所控制，属于客观因素。努力因素集 E_i 包含 K 个因素。式（4-1）认为环境因素集和努力因素集之间是完全独立、不相关。但现实情况中努力因素往往会受到其他因素的影响。于是，假设主观努力受到客观环境因素的影响（Ferreira 和 Gignoux，2011）。那么个体 i 对应的健康函数则表示为：

$$H_i = h(C_i, E_i(C_i)) \tag{4-2}$$

式（4-2）实际上是对式（4-1）的扩展。为研究方便，本章仅在式（4-1）的基础上对机会不平等原则的设计进行探讨：

首先，对环境因素和努力因素的定义进行解释。Fleurbaey

（1995）指出，环境是指由个人未能够控制且未能负责的部分。这部分引起的健康不平等不能被人们所接受，因此政府部门应该给予补偿。将这种行为称为"补偿原则"；努力是指个人能控制且负责的部分。按照"多劳多得，少劳少得"标准，这部分引起的健康不平等不应该被补偿，将这种行为称之为"回报原则（鼓励原则）"。可见，按照机会不平等理论，补偿原则对应客观环境因素，回报原则对应个人主观努力因素。

其次，Peragine（2004）在研究收入机会不平等时，认为机会不平等导致的收入之间的差异是不合理的，政府部门应该给予补偿，经过个人努力造成的差异属于合理范畴，不需要任何补偿。本书将此观点应用到健康机会不平等研究框架中，认为由健康机会不平等造成的不平等是不能被人们接受且不合理的，政府部门应该给予补偿。政府部门之所以能够发挥补偿作用，原因在于宏观政府部门在实施政策过程中可以构造一个公平竞争的环境（Roemer，2002），这样最终产生的结果归结于个人努力。

综上，本书将健康经济学框架下的健康机会不平等定义为：根据 Roemer（1993）提出的环境—努力二元机会不平等框架，以社会经济健康不平等为基础，将与健康紧密相关的社会经济因素按照"是否由个人控制且负责"标准进行划分。由个人未能够控制且未能负责的因素称之为"客观环境因素"，由个人能够控制且能负责的因素称之为"主观努力因素"。基于此，由个人无法控制的因素所导致的健康差异且不能被接受的不平等称为"健康机会不平等"。当个人不可控制的客观环境因素成为主要的影响因素时，政府有关部门在制定公共政策的过程中应该实行"补偿原则"，补偿弱势群体，以缩小群体间健康不平等；当个人因素起到关键性的作用时，政府则不应伸出"有形之手"，而应该实行"回报原则"，让个体充分发挥自己的能力，进而肯定个体对社会作出的贡献，且由此产生的健康不平等可以被忽视。

4.1.2　健康机会不平等原则的设计

通过文献梳理可知，机会不平等原则主要划分为补偿原则和回报原则。其中补偿原则主要是事后补偿和事前补偿（吕光明等，2014）；回报原则主要包括自由回报原则、功利回报原则和不平等厌恶回报原则。后续研究健康机会不平等应该设定在一个研究框架中，具体研究框架如下：

（1）补偿原则选择事前补偿

理由在于：第一，相比于事后补偿，事前补偿需要获取的信息较少。事后补偿不仅需要获取环境因素，也需要获取努力因素。而事前补偿只需要获取环境因素。第二，事前补偿关注的是群体间环境不同造成的结果不平等，而非群体内部间环境不同造成的结果不平等；事后补偿关注的是在个体努力程度相同时，补偿个体间由于环境因素造成的结果不平等。第三，事前补偿与健康经济框架下的水平公平相对应。Wagstaff 和 Van（1992）将水平公平定义为：公正对待相同需求者。在此基础上，本书将健康水平公平定义为：

穷人：$H_i = \alpha_1 + \beta_{11} C_i + \beta_{12} E_i$ 　　　　　　　　（4-3）

富人：$H_i = \alpha_2 + \beta_{21} C_i + \beta_{22} E_i$ 　　　　　　　　（4-4）

上述式（4-3）和式（4-4）省略了个体细微的随机误差项，与健康水平有关，但与 C_i 和 E_i 不相关，不影响环境和努力因素。当 $\alpha_1 = \alpha_2$，$\beta_{11} = \beta_{21}$ 时，即穷人和富人拥有相同的初始禀赋（$\alpha_1 = \alpha_2$），个体面临的客观环境相同（$\beta_{11} = \beta_{21}$）时，按照自由回报原则，个体付出相同努力情况下（$\beta_{12} = \beta_{22}$）得到的健康水平相等时，就达到了水平公平。第四，自由回报原则、功利回报原则和不平等厌恶回报原则均与事前补偿原则相匹配，而与事后补偿原则不相匹配（Fleurbaey 和 Peragine，2013），因此，在进行机会不平等分析时，应使用事前补偿原则。

（2）回报原则选择自由回报原则

理由在于：按照研究对象的不同以及研究的先后顺序，常见的回报原则主要包含三类，即自由回报原则、功利回报原则和不平等厌恶回报原则。通过第3章的文献综述已知，自由回报认为，当环境因素完全相同时，个体间不平等主要源自努力因素，政府的税收政策和转移支付政策不应对上述不平等进行任何干预，而该充分发挥个体的能力和优势；而功利回报原则强调的是整体性，虽然功利回报原则也强调由努力造成的不平等应该被厌恶。但在环境因素相同的情况下，功利回报原则考虑的是群体整体之和通过努力因素达到收入最大，而本书研究对象是个体而非整体；不平等厌恶回报原则强调的是个体面临选择过程存在风险，未被观察到的风险仍需要补偿，然而在实际应用中无论是环境因素还是努力因素都不可能被全部观察到，因此，只能补偿那些被观察到的环境部分。在市场经济中有些个体是风险厌恶者，但是对于健康经济学中的健康水平，个体面临不健康状况时往往选择就医。有些疾病手术过程会存在一定的风险，但是大部分患者会选择通过手术来改善健康水平或维持健康水平。因此，不平等厌恶回报原则在健康经济中并不完全适用。此外，本书将在第6章重点探究个体通过努力因素是否可以缩小机会不平等？而自由回报原则强调的是个体应该充分发挥的能力和优势，这与本章的研究目的相匹配。

4.1.3　缩小健康机会不平等的政策设计

为了解决"如何缩小城乡间中老年人健康机会不平等"这一问题。本章在 Schneider 和 Ingram（1993）提出的公共政策理论基础上设计一套缩小城乡间健康机会不平等的政策。公共政策设计已被应用在医疗卫生方面（Pierce 等，2014）。公共政策是解决特定社会问题和实现特定利益的手段或工具（Schneider 和 Ingram，1997），其实质在于通过"政策"不让一部分人享有（或少享有）某些东西而允许另一部分人占有（或多享有）该部分东西（伊斯顿，1993）。然而，现有健康平等性政策设计中并没有"目标群体"这一概念（Schneider 和 Ingram，2014；朱亚鹏和李斯旸，2017）。于是，本章在 Schneider 和 Ingram（2014）提出的公共政策理论——目标群体的社会构建理论基础上构建出缩小城乡间健康机会不平等的公共政策。

公共政策设计内容主要包括：政策目标、政策目标群体、政策工具、规则以及合理性依据等（Schneider 和 Ingram，1997；Schneider 和 Ingram，2014）。于是，本章缩小健康机会不平等的政策设计内容如下：

政策目标。政策目标具体指要解决的问题。根据第 2 章 2.4 节可知本书主要解决的问题包括：第一，如何提高中老年人健康水平？第二，我国城乡间中老年人健康机会不平等的程度有多大？第三，如何缩小我国中老年人健康机会不平等程度？

政策目标群体。目标群体具体指决策者选择的政策作用对象。本书以人口老龄化和"城乡二元结构"为研究背景，将目标群体设定为城乡的中老年人且老年人往往也是对于健康需求最多的群体，随着年纪的增加，健康水平会呈现下降的趋势（曾宪新，2010）。根据第 2 章 2.2 节和 2.3 节的描述性统计分析可以，我国农村地区老年人的健康状况远低于城镇地区老年人的健康状况。因此，本书将政策目标群体重点作用在农村中老年人群体的健康水平上。

政策工具和规则。政策工具具体指政策用于实现目标而采取的手段和方式。规则具体指要做什么、使用什么资源和何时何地谁负责任等要素。从政策工具和规则两者定义来看，实质上强调的是谁通过何种方式（资源）来实现政策目标。从"规律"设计来看，《"十三五"卫生与健康规划》中明确给出了发展老年人健康的政策，但政策主要指向在医疗卫生服务方面。然而促进老年人健康发展的因素较多（刘坤等，2014）。根据对健康机会不平等内涵的界定，本书将影响健康的因素划分为"客观环境"和"主观努力"。其中，客观环境因素按照是否可以受政府部门调控又可划分为可受政府部门调控的客观环境因素和未能受政府部门调控的客观环境因素。对应"规则"内涵来看，由政府部门可调控的客观环境因素造成的健康机会不平等，应由政府部门负责并给予相应的补偿；由个人主观努力因素造成的健康不平等，政府部门不应给予补偿，这部分健康不平等应由个人自身负责。

由此可见，基于政府部门责任视角，政府部门应该伸出"有形之手"并利用相应的政策工具来补偿由可受政府部门调控的客观环境因素造成的健康机会不平等；基于个人责任视角，个人应该充分发挥自身主观努力因素，努力提高自身健康水平，以缩小与他人间的健康不平等程度。4.1.1 节给出的内涵以及 4.1.2 节给出的原则均为本章公共政策设计的合理性依据（具体指对政策设计内容的解释）。但上述设计过程尚未解决"政策工具"这一重要环节。根据政策工具的内涵，本章需要探究和找出能够缩小城乡间中老年人健康不平等的手段和方式。政策工具的设计往往需要结合实证分析给予确定（Schneider 和 Ingram，2014）。于是，本章将在后续章节中分别从政府部门视角和个人视角来寻求与此相对应的政策工具，这也是本章研究的重点。

4.2　健康生产函数的扩展

4.2.1　个体健康生产函数以及机会平等理论

（1）效用函数的构建

假设存在代表性个体，面临着跨期选择的问题。未来存活 T 期，t 表示个体所在的时期，当 $t = 0$ 时，代表着个体处在今天；当 $t = T$ 时，代表着个体存活到第 T 期，即 $t = 0$，1，$\cdots$，T。换言之，设定一个健康资本的最小值（临界值）$H_{\min}$，当个体在第 t 期的健康资本小于临界值时，$H_t < H_{\min}$，该个体就会面临死亡。那么，个体一生每个时期健康资本序列为 $H_0, H_1, \cdots, H_T$，H_0 为个体出生时期所拥有的初始健康存量。

若设定个体每期对于健康资本的投资量为 I_t。在年轻时候，健康人力资本会随着年龄的增加而增加。但是增长到一个界限时，健康人力资本水平会随着年龄的增大而递减。尤其是，本书将研究对象锁定在 45 岁以上的中老年人，其健康资本在每期都会存在一定的折旧，设折旧率为 d_t，$d_t > 0$ 并假设其为外生因素。每个个体的折旧率并不相同且难以实际测量到。因此，在实际操作中可以使用年龄来代表折旧率。尤其是中老年人，其健康水平会随着年龄的增大而下降。于是，未来一期健康资本存量形式为：

$$H_{t+1} = H_t + I_t - d_t H_t \tag{4-5}$$

健康经济学研究中包含了两个主要内容，一个是健康，另一个是医疗卫生。在市场经济运作背景下，医疗卫生可以直接购买，而健康并不可以直接被买卖。个体单位可以通过购买对健康有益处的商品或服务，进而提高其健康水平。因此，健康水平可以看成是个体的健康产出。于是，在个体效用函数中引入健康消费（Grossman，1973；Keiding，2017），健康资本存量同消费其他商品类似，可以带给个体在效用上的满足。于是，引入符号 φ_t 表示提高每单位健康存量所需要购买的服务量，那么，$\varphi_t H_t$ 表示 t 时期为了提高健康水平而购买健康服务或商品的总消费量。Lancaster（1966）提出的 Lancasterian 需求理论中，除了商品集以外还包括特征集（Characteristics），$\xi = (\xi_0, \xi_1, \cdots, \xi_T)$。于是，个体效用函数的具体形式为：

$$U(\varphi_0 H_0, \varphi_1 H_1, \cdots, \varphi_T H_T; \xi_0, \xi_1, \cdots, \xi_T) \tag{4-6}$$

（2）健康投资函数的构建

按照二元框架下的机会平等理论，Roemer（1998）将影响个人所占有的优势的因素划分为"环境"和"努力"两个方面。环境是指由个人未能够控制且负责的部分，努力是指个人能有控制且负责的部分。在这里，本书将"健康水平"看作优势，将有关健康的投资因素划分成两个部分：一部分是环境因素集 $C = (C_0, C_1, \cdots, C_T)$，另一部分是努力因素集 $E = (E_0, E_1, \cdots, E_T)$。则 t 时期健康投资的具体形式为：

$$I_t = I(C_t, E_t, TH_t) \tag{4-7}$$

其中，I_t 表示 t 时期健康的投资量，$I(\cdot)$ 表示投资函数。需要注意的是：与其他普通商品不同，健康资本在市场经济中不能够被自由地买卖。因此，需要设定任何时期健康投资必须为非负值，$I(\cdot) \geqslant 0$。TH_t 表示 t 时期投资到健康上的时间。这里引入时间因素的原因与 Keiding（2017）引入时间因素的原因不相同，这里的时间因素代表的因素更为宽泛，不仅包含用于医疗卫生上面花费的时间，也包括良好生活方式等上花费的时间。健康投资主要来自医疗卫生（Grossman，1973），可以通过医院治疗、药物治疗等方式来改善健康水平，然而医疗服务带来的健康是事后意义上的健康。此外，生活方式方面的因素往往也会带来健康的改善（Balia 和 Jones，2008），这部分健康投资往往不能通过价格来衡量，如是否吸烟、是否喝酒等生活方式均属于个体自发行为，难以用时间或金钱来衡量。因此，这里健康投资函数中生活方式类投入要素一方面必不可少，另一方面用虚拟变量来替代并纳入健康投资函数中。

同理，个体效用函数中除了健康服务或商品外还包含了一般商品的消费，统一用 X_t 来表示。跟上述经济含义相同，同样在一般商品投资函数 $\xi(\cdot)$ 中引入时间因素 TX_t，以此来表示购买一般商品所用时间。那么，个体在一般商品上的投资函数为：

$$\xi_t = \xi(X_t, TX_t) \tag{4-8}$$

根据上述机会不平等理论的原则设计，本书的补偿原则选择事前补偿，回报原则选择自由回报原则。因此，根据事前补偿定理（Fleurbaey 和 Peragine，2013），将关注对象放在了环境因素上面，设 $E \in D$，$I > (E)I'$，$i,j \in C(\cdot)$，环境因素存在关系：$C_i > C_j$ 且 $\min TH(C_i, \cdot) > \max TH(C_j, \cdot)$。在上述条件均成立的前提下，若存在下列关系式：

$$I'(C_i, E_i, TH_i) > I(C_i, E_i, TH_i), I(C_j, E_j, TH_i) > I'(C_j, E_j, TH_i)$$

则有下式成立：

$$I'(C_k, E_k, TH_k) = I(C_k, E_k, TH_k)$$

其中，$k \in C(\cdot) \setminus \{i,j\}$，$C(E)$ 为环境集。具体来看，事后补偿机会不平等的前提条件是：群体间具有相同努力程度，这对于变量的要求较高。然而，事前补偿关注点直接放在了环境因素上面，在个体还没有付出努力的情况下，类别（types）间在初始就具有不同环境因素。因此，在已知初始环境因素不同的情况下，就应该对环境因素可能造成的不平等进行补偿。

在事前补偿原则的基础上，假设个体间健康投资函数是同质的，并将重点放在环境因素集上面，将环境因素和时间因素均单位化，设定单位努力程度对应的环境因素和时间因素为 $c_t = \dfrac{C_t}{E_t}$，$th_t = \dfrac{TH_t}{E_t}$，则式（4-7）可写成：

$$I_t = E_t I(c_t, th_t) \qquad (4-9)$$

根据式（4-9）可以推导出环境因素在健康投资上的边际产出：

$$\frac{\partial I_t}{\partial C_t} = E_t \frac{\partial g}{\partial c_t} \frac{\partial c_t}{\partial C_t} = E_t g'_c \frac{1}{E_t} = g'_c \qquad (4-10)$$

努力因素在健康投资上的边际产出：

$$\frac{\partial I_t}{\partial E_t} = g + E_t \left(\frac{\partial g}{\partial c_t} \frac{\partial c_t}{\partial E_t} + \frac{\partial g}{\partial th_t} \frac{\partial th_t}{\partial E_t} \right)$$

$$= g + E_t \left[g'_c \left(-\frac{C_t}{E_t^2} \right) + g'_{th} \left(-\frac{TH_t}{E_t^2} \right) \right] \qquad (4-11)$$

$$= g - \frac{1}{E_t} (g'_c C_t + g'_{th} TH_t) = g - \frac{C_t}{E_t} g'_c - g'_{th} \frac{TH_t}{E_t}$$

$$= g - c_t g'_c - th_t g'_{th}$$

时间在健康投资上边际产出：

$$\frac{\partial I_t}{\partial TH_t} = E_t \frac{\partial g}{\partial th_t} \frac{\partial th_t}{\partial TH_t} = E_t g'_{th} \frac{1}{E_t} = g'_{th} \qquad (4-12)$$

（3）投资约束条件

经济学中通常假定资源是稀缺的，在这里同样假设健康投资函数中的所有投入要素均是稀缺的。一方面，商品（或服务）投资会面临着收入资金约束。据此投资成本约束条件为：

$$\sum \frac{P_{0t} C_t + P_{1t} E_t + V_t X_t}{(1+r)^t} = \sum \frac{W_t TW_t}{(1+r)^t} + A_0 \qquad (4-13)$$

其中，P_{0t} 为环境因素集投资健康消费或服务的价格，P_{1t} 为努力因素集投资健康消费或服务的价格。V_t 为一般商品或服务的价格。W_t 为单位工资率，TW_t 为个体工作的时间数。r 为利率（Interest Rate），A_0 为初始禀赋。

另一方面，健康投入时间会面临固定时间约束（Becker，1965）。具体时间约束条件为：

$$\Omega = TW_t + TH_t + TL_t + TX_t \qquad (4-14)$$

其中，Ω 为个体在 t 时期拥有的全部时间，若将一年看作是一个时期，那么 $\Omega = 365$ 天。TL_t 为 t 时期内生病的时间，Grossman（1973）假设生病时间与健康资本直接相关且呈现负相关关系，

即 $\dfrac{\partial TL_t}{\partial H_t} < 0$。此外，在 t 时期如果健康时间（TH_t）增多，随之 t 时期健康的投资（I_t）也会增加，那么在（$t+1$）时期的健康资本（H_{t+1}）会变好，由于（$t+1$）时期健康水平变好了，相应的生病时间（TL_{t+1}）就会减少。由此可以看出，TH_t 与 TL_{t+1} 之间是负相关关系。然而，生病时间既不是属于劳动市场也不属于商品市场，为简化模型，生病时间可以剔除。

为了简化约束条件，可以将时间约束条件代入收入预算约束条件中，即将式（4-14）代入式（4-13）当中，可得：

$$\sum \frac{P_{0t}C_t + P_{1t}E_t + V_tX_t}{(1+r)^t} = \sum \frac{W_t(\Omega - TH_t - TL_t - TX_t)}{(1+r)^t} + A_0$$

经过整理，可得：

$$\sum \frac{P_{0t}C_t + P_{1t}E_t + V_tX_t + W_t(TH_t + TL_t + TX_t)}{(1+r)^t}$$

$$= \sum \frac{W_t\Omega}{(1+r)^t} + A_0 \qquad (4-15)$$

从式（4-15）的右边来看，A_0 为个体拥有的收入初始禀赋，$\sum \dfrac{W_t\Omega}{(1+r)^t}$ 为个体一生所有时间都用在工作上获得的收入贴现。因此，式（4-15）右边为个体拥有的全部财富值；从式（4-15）的左边来看，由三个部分组成，分别为在市场上购买健康商品（或服务）的支出、为了提高健康水平在非商品市场中消耗的时间成本以及生病时的支出成本。因此，式（4-15）左边代表着个体全部支出成本。当然上述公式成立的前提是：个体一生所有的财富全部被花费掉，即不存在遗产的情况。在此基础上设定：$R = \sum \dfrac{W_t\Omega}{(1+r)^t} + A_0$，$B_{0t} = P_{0t}C_t + P_{1t}E_t + W_tTH_t$，$B_{1t} =$

$V_t X_t + W_t TX_t$，R 表示个体一生拥有的所有财富贴现值。则约束条件最终简化为：

$$\sum \frac{B_{0t} + B_{1t} + W_t TL_t}{(1+r)^t} = \sum \frac{W_t \Omega}{(1+r)^t} + A_0 = R \qquad (4-16)$$

4.2.2　均衡条件的推导

（1）最优投资条件

根据上述个体效用函数、健康投资函数以及机会平等理论。在给定利率和健康初始资本的情况下，为了求得最优健康资本，本书构建如下优化问题：

$$\max_H U(\varphi_0 H_0, \varphi_1 H_1, \cdots, \varphi_T H_T; \xi_0, \xi_1, \cdots, \xi_T) \qquad (4-17)$$

$$\text{s. t.} \begin{cases} \sum \dfrac{B_{0t} + B_{1t} + W_t TL_t}{(1+r)^t} = \sum \dfrac{W_t \Omega}{(1+r)^t} + A_0 = R \\[3mm] I(C_t, E_t, TH_t) > 0 \end{cases} \qquad (4-18)$$

式（4-18）中约束条件 $I_t > 0$ 表示在 t 时期健康投资要大于 0。为简化约束条件及实证分析方便，可将健康投入要素均做正向化处理，即可确保健康的投资函数值大于零。于是，在接下来的均衡条件推导过程中将其省略。

本书使用拉格朗日乘数法求解上述最优问题。首先需要构造拉格朗日函数，设 λ 为财富的边际效用值。那么，由式（4-17）和式（4-18）构建的拉格朗日公式为：

$$\begin{aligned} L = {}& U(\varphi_0 H_0, \varphi_1 H_1, \cdots, \varphi_T H_T; \xi_0, \xi_1, \cdots, \xi_T) \\ & + \lambda \left(R - \sum \frac{B_{0t} + B_{1t} + W_t TL_t}{(1+r)^t} \right) \end{aligned} \qquad (4-19)$$

为研究方便，设定：

$$h_t = \varphi_t H_t \qquad (4-20)$$

将式（4-20）代入式（4-19）中，则拉格朗日函数简化为：

$$L = U(h_0, h_1, \cdots, h_T; \xi_0, \xi_1, \cdots, \xi_T)$$

$$+ \lambda \left(R - \sum \frac{B_{0t} + B_{1t} + W_t TL_t}{(1+r)^t} \right) \qquad (4-21)$$

在此基础上，求解 $(t-1)$ 时期的一阶条件：

$$\frac{\partial L}{\partial I_{t-1}} = \frac{\partial U}{\partial h_t} \frac{\partial h_t}{\partial H_t} \frac{\partial H_t}{\partial I_{t-1}} + \frac{\partial U}{\partial h_{t+1}} \frac{\partial h_{t+1}}{\partial H_{t+1}} \frac{\partial H_{t+1}}{\partial I_{t-1}} + \cdots$$

$$+ \frac{\partial U}{\partial h_T} \frac{\partial h_T}{\partial H_T} \frac{\partial H_T}{\partial I_{t-1}} - \lambda \left[\frac{1}{(1+r)^{t-1}} \frac{\partial B_{0t-1}}{\partial I_{t-1}} \right.$$

$$+ \frac{W_t}{(1+r)^t} \frac{\partial TL_t}{\partial H_t} \frac{\partial H_t}{\partial I_{t-1}} + \frac{W_{t+1}}{(1+r)^{t+1}} \frac{\partial TL_{t+1}}{\partial H_{t+1}} \frac{\partial H_{t+1}}{\partial I_{t-1}}$$

$$\left. + \cdots + \frac{W_T}{(1+r)^T} \frac{\partial TL_T}{\partial H_T} \frac{\partial H_T}{\partial I_{t-1}} \right] = 0 \qquad (4-22)$$

为了简化和计算式（4-22），设 $Uh_t = \dfrac{\partial U}{\partial h_t}$ 表示健康天数的边际效用。由式（4-5）向后递推一期，即 t 时期健康资本函数为 $H_t = H_{t-1} + I_{t-1} - d_{t-1} H_{t-1}$，

那么有 $\dfrac{\partial H_t}{\partial I_{t-1}} = 1$；$H_{t+1} = (1-d_t)H_t + I_t = (1-d_t)[(1-d_{t-1})H_{t-1} + I_{t-1}] + I_t$，

那么有 $\dfrac{\partial H_{t+1}}{\partial I_{t-1}} = 1 - d_t$。在此基础上，通过迭代得到 $\dfrac{\partial H_T}{\partial I_{t-1}} = (1-d_t)(1-d_{t+1})\cdots(1-d_{T-1})$。通过式（4-20）可知，$\dfrac{\partial h_t}{\partial H_t} = \varphi_t = G_t$；若将效用函数式（4-6）中的 φ_t 看作是表示提高每单位健康存量所需要投入的时间，那么，生病时间就可以等价于总

时间减去健康的时间数，即

$$TL_t = \Omega - h_t = \Omega - \varphi_t H_t \tag{4-23}$$

则有 $\dfrac{\partial TL_t}{\partial H_t} = -\dfrac{\partial h_t}{\partial H_t} = -\varphi_t = -G_t$ 成立。G_t 表示健康时间投入健康

投资函数后所对应的健康边际产出；此外，设定 $\dfrac{\partial B_{0t-1}}{\partial I_{t-1}} = \pi_{t-1}$，

代表着（$t-1$）时期健康投资的边际成本。于是，将上述所有结果代入式（4-22）中，可得：

$$Uh_t G_t + Uh_{t+1}(1-d_t)G_{t+1} + \cdots + Uh_n(1-d_t)\cdots(1-d_{T-1})G_T$$

$$= \lambda \left[\frac{\pi_{t-1}}{(1+r)^{t-1}} - \frac{W_t G_t}{(1+r)^t} - (1-d_t)\frac{W_{t+1}G_{t+1}}{(1+r)^{t+1}} - \cdots \right.$$

$$\left. - (1-d_t)\cdots(1-d_{T-1})\frac{W_T G_T}{(1+r)^T} \right]$$

经过整理，可得：

$$\frac{\pi_{t-1}}{(1+r)^{t-1}} = \frac{W_t G_t}{(1+r)^t} + (1-d_t)\frac{W_{t+1}G_{t+1}}{(1+r)^{t+1}} + \cdots$$

$$+ (1-d_t)\cdots(1-d_{T-1})\frac{W_T G_T}{(1+r)^T}$$

$$+ \frac{Uh_t G_t}{\lambda} + \frac{Uh_{t+1}(1-d_t)G_{t+1}}{\lambda} \tag{4-24}$$

$$+ \frac{Uh_T(1-d_t)\cdots(1-d_{T-1})G_T}{\lambda}$$

于是，式（4-24）代表着为了提高 t 时期健康水平，在（$t-1$）时期健康的最优投资选择条件。为了更加清楚地了解健康需求和健康投资之间的影响效应，假设 t 时期健康的投资为正数，将式（4-24）向后递推一期，扩展到 t 时期，则有：

$$\frac{\pi_t}{(1+r)^t} = \frac{W_{t+1}G_{t+1}}{(1+r)^{t+1}} + (1-d_{t+1})\frac{W_{t+2}G_{t+2}}{(1+r)^{t+2}} + \cdots$$

$$+ (1-d_{t+1})\cdots(1-d_{T-1})\frac{W_T G_T}{(1+r)^T}$$

$$+ \frac{Uh_{t+1}G_{t+1}}{\lambda} + \frac{Uh_{t+2}(1-d_{t+1})G_{t+2}}{\lambda} + \cdots$$

$$+ \frac{Uh_T(1-d_{t+1})\cdots(1-d_{T-1})G_T}{\lambda} \qquad (4-25)$$

用 $(1-d_t)$ 乘以式（4-25）左右两边，可得：

$$\frac{\pi_t(1-d_t)}{(1+r)^t} = (1-d_t)\frac{W_{t+1}G_{t+1}}{(1+r)^{t+1}} + (1-d_t)(1-d_{t+1})$$

$$\frac{W_{t+2}G_{t+2}}{(1+r)^{t+2}} + \cdots + (1-d_t)(1-d_{t+1})\cdots$$

$$(1-d_{T-1})\frac{W_T G_T}{(1+r)^T} + (1-d_t)\frac{Uh_{t+1}G_{t+1}}{\lambda} \qquad (4-26)$$

$$+ (1-d_t)(1-d_{t+1})\frac{Uh_{t+2}G_{t+2}}{\lambda} + \cdots$$

$$+ (1-d_t)(1-d_{t+1})\cdots(1-d_{T-1})\frac{Uh_T G_T}{\lambda}$$

再用式（4-24）减去式（4-26），可得：

$$\frac{\pi_{t-1}}{(1+r)^{t-1}} = \frac{W_t G_t}{(1+r)^t} + \frac{Uh_t G_t}{\lambda} + \frac{(1-d_t)}{(1+r)^t}\pi_t$$

经过整理，可得：

$$G_t\left[\frac{W_t}{(1+r)^t} + \frac{Uh_t}{\lambda}\right] = \frac{\pi_{t-1}}{(1+r)^{t-1}} - \frac{(1-d_t)}{(1+r)^t}\pi_t \qquad (4-27)$$

上式两边同时乘以 $(1+r)^t$，可得：

$$G_t\left[W_t + \frac{Uh_t}{\lambda}(1+r)^t\right] = (1+r)\pi_{t-1} - (1-d_t)\pi_t$$

$$= r\pi_{t-1} + \pi_{t-1} - \pi_t + d_t\pi_t \qquad (4-28)$$

设 $\tilde{\pi}_{t-1} = (1-d_t)\dfrac{\pi_t - \pi_{t-1}}{\pi_t}$ 代表（$t-1$）时期和 t 时期之间边际成本的变化率，并将其代入式（4-28）中，可得：

$$G_t\left[W_t + \frac{Uh_t}{\lambda}(1+r)^t\right] = \pi_{t-1}(r - \tilde{\pi}_{t-1} + d_t) \qquad (4-29)$$

上式的经济含义为：在任何时期，最优健康资本的边际产出值等于资本的供给价格 $\pi_{t-1}(r - \tilde{\pi}_{t-1} + d_t)$。即在完全竞争市场中，式（4-29）给出了最优健康商品（或服务）的购买量和销售量。上述已设定 $\dfrac{\partial B_{0t-1}}{\partial I_{t-1}} = \pi_{t-1}$，在完全竞争市场的情况下，在（$t-1$）时期，一单位资本的价格 π_{t-1}，在 t 时期，资本的价格为 $(1-d_t)\pi_t$，因此，$\pi_{t-1}(r - \tilde{\pi}_{t-1} + d_t)$ 表示任何一个时期持有一单位资本所需要的成本。通过式（4-29）可以推导出个体一生中任何一期均衡条件。

（2）最小成本条件

为了实现个体效用最大化的情况，个体拥有的财富是有限的。因此，如何在有限的财富情况下，个体的投资成本最小？具体来看，将式 $B_{0t} = P_{0t}C_t + P_{1t}E_t + W_t TH_t$ 代入式 $\dfrac{\partial B_{0t-1}}{\partial I_{t-1}} = \pi_{t-1}$ 中，根据事前补偿原则，在不考虑努力因素的情况下，仅关注环境因素，可得：

$$\pi_{t-1} = \frac{\partial B_{0t-1}}{\partial I_{t-1}} = P_{0t-1}\frac{\partial C_{t-1}}{\partial I_{t-1}} + W_t\frac{\partial TH_t}{\partial I_{t-1}} \qquad (4-30)$$

把式（4-10）和式（4-12）代入式（4-30）中，可以得到在给定投资的情况下，成本最小化的均衡条件为：

$$\pi_{t-1} = \frac{\partial B_{0t-1}}{\partial I_{t-1}} = \frac{P_{0t-1}}{g'_c} + \frac{W_t}{g'_{th}} \tag{4-31}$$

通过上式可知，个体进行健康投资最小成本的均衡条件为：在 $(t-1)$ 时期投资一单位健康资本的边际成本（价格）π_{t-1} 等于两种投入要素（环境因素和时间因素）的边际价格总和。

然而，从自由回报原则视角来看，缩小健康不平等的方法和途径不仅仅局限于政府部分的补偿方式，个体也应该付出努力来提高健康水平，进而缩小健康不平等状况。因此，为了突出努力因素的作用，类似地，在坚持自由回报原则下，如果给定投资量，则可以推导出投资最小成本的均衡条件。具体过程为：将式 $B_{0t} = P_{0t}C_t + P_{1t}E_t + W_t TH_t$ 代入式 $\frac{\partial B_{0t-1}}{\partial I_{t-1}} = \pi_{t-1}$ 中，在考虑努力因素的情况下，可得出：

$$\pi_{t-1} = \frac{\partial B_{0t-1}}{\partial I_{t-1}} = P_{0t-1}\frac{\partial C_{t-1}}{\partial I_{t-1}} + P_{1t-1}\frac{\partial E_{t-1}}{\partial I_{t-1}} + W_t\frac{\partial TH_t}{\partial I_{t-1}} \tag{4-32}$$

把式（4-10）、式（4-11）和式（4-12）代入式（4-32）中，可以得到在给定投资的情况下，成本最小化的均衡条件为：

$$\pi_{t-1} = \frac{\partial B_{0t-1}}{\partial I_{t-1}} = \frac{P_{0t-1}}{g'_c} + \frac{P_{1t-1}}{g - c_t g'_c - th_t g'_{th}} + \frac{W_t}{g'_{th}} \tag{4-33}$$

通过式（4-33）可知，个体进行健康投资最小成本的均衡条件为，在 $(t-1)$ 时期投资一单位健康资本的边际成本（价格）π_{t-1} 等于三种投入要素的边际价格总和。

4.3 实证分析中的健康生产函数和均衡条件

基于上述健康生产函数的扩展，接下来将上述理论与后续的实证分析测度方法进行结合，给出如下具体健康生产函数、不平等测度方法及其对应研究假设条件。

4.3.1 实证分析中健康生产函数的构建

将 4.2.1 节中式（4 - 7）式代入式（4 - 5）中，可以得到健康投入产出函数（即健康生产函数）：

$$H_{t+1} = H_t + I_t(C_t, E_t, TH_t) - d_t H_t$$
$$= (1 - d_t) H_t + I_t(C_t, E_t, TH_t) \qquad (4 - 34)$$

在式（4 - 34）的基础上，将健康生产函数改写成隐函数形式：

$$H_{t+1} = H(H_t, d_t, C_t, E_t, TH_t) \qquad (4 - 35)$$

可见，在（$t+1$）时期个体 i 的健康产出水平是关于 t 时期的健康禀赋（H_t），健康折旧率（d_t），客观环境因素（C_t），主观努力因素（E_t），健康投入时间（TH_t）的函数。为方便实证分析，通常使用年龄来代表健康的折旧率。4.2.1 部分中式（4 - 7）设 TH_t 表示 t 时期投资到健康上的时间，不仅包含用于医疗卫生方面花费的时间，也包括良好生活方式上花费的时间等，其中花费在创造良好生活方式上的时间，即生活方式因素往往被涵盖在主观努力因素中。因此，本书在后续的实证分析中，将 TH_t 中的生活方式因素剔除并纳入主观努力因素中。同时，将健康禀赋、年龄因素和 TH_t 中剩余因素统一设定为控制因素。于是，健康生产函数可缩写成：

$$H_{t+1} = H(C_t, F_t, X_t) \qquad (4 - 36)$$

计量经济学模型通常将不可观测的因素设定成随机扰动项（μ_t），于是，将 μ_t 纳入式（4 - 36）中。那么，截面数据下忽略时间因素，健康生产函数对应的计量经济学模型为：

$$H_i = H(C_i, E_i, X_i, \mu_i) \tag{4-37}$$

需要注意的是，由于 4.2.1 部分中式（4-7）对应的健康投资函数中假设任何时期健康投资必须为非负值，即 $I(\cdot) \geqslant 0$。于是，在后续的实证分析中，影响健康的因素最好进行正向化处理。

由式（4-37）可知，健康产出水平与环境因素、努力因素紧密相关。通过投入产出理论可以证明，与健康相关的投入要素与健康产出水平呈现正相关关系。为了提高健康产出水平可以从以上两个方面进行考量。但式（4-37）中假设客观环境因素和主观努力因素之间相互独立。现实生活中，主观努力因素往往会受到客观环境因素的作用，即客观环境因素和主观努力因素之间非相互独立。此时，健康生产函数应被改写成：

$$H_i = H(C_i, E_i(C_i), X_i, \mu_i) \tag{4-38}$$

因此，第5章、第6章和第7章中使用的健康生产函数，当假设客观环境因素和主观努力因素之间相互独立时，使用模型（4-37）；当假设客观环境因素和主观努力因素之间非相互独立时，使用模型（4-38）。但无论是何种假设，其共同的前提条件为：在任何时期对应的截面数据的情况下，最优投资条件式（4-29）均需满足，即最优健康资本的边际产出值等于资本的供给价格。

4.3.2 客观环境和主观努力对应的均衡条件

4.2.2 部分均衡条件的推导主要分为两个部分，一个是最优投资均衡条件，另一个是最小成本均衡条件。由于后续实证分析研究对象为家（户）中的主要受访者，即研究对象为个体。所以，如何在健康投资资金有限的情况下实现在成本最小化时健康水平的产出最大化,是关键问题。

第 5 章和第 6 章进行实证分析时,建立计量经济学模型的前提均是"成本最小化"时对应的均衡条件,但不同之处在于:第 5 章的研究理论是在事后补偿原则下进行的,其健康生产函数需要满足的均衡条件对应式(4-31),具体内容为,投资一单位健康资本的边际成本等于客观环境和时间投入要素边际价格之和;第 6 章的研究理论是在自由回报原则下进行的,其健康生产函数需要满足的均衡条件对应式(4-33),具体内容为,投资一单位健康资本的边际成本等于客观环境、主观努力、时间投入要素边际价格之和。

综合上述分析,第 5 章和第 6 章面临的均衡条件是存在显著差别的。根据式(4-36)可知,第 5 章研究客观环境因素对于健康机会不平等的影响,健康资本的边际成本仅与客观环境因素和控制因素边际价格有关。而第 6 章研究主观努力因素对于健康机会不平等的影响,健康资本的边际成本不仅与客观环境因素和控制因素边际价格有关,同时与主观努力因素边际价格也相关。因此,在自由回报原则下,在研究主观努力因素对于健康机会不平等的影响过程中,客观环境因素对于主观努力因素的影响不容忽视(Bourguignon 等,2007)。出于上述原因,第 6 章在实证分析中应考虑客观环境因素对于主观努力因素的影响。

4.4　本章小结

本章按照健康不平等研究的时间脉络:首先,重新对纯粹健康不平等和社会经济健康不平等进行定义;其次,以收入机会不平等为参照，结合健康不平等的特殊属性，给出了健康经济框架下，健康机会不平等的定义；最后，设计了健康经济学中健康机会不平等原则。主要原因在于，机会不平等理论中对应的补偿原则和回报原则有多种组合形式，且补偿原则和回报原则互不相容。本书在机会不平等理论原则设计中，明确在补偿原则视角下选择事前补偿，即当个人不可控制的客观环境因素成为主要的影响因素时，政府相关部门在制定公共政策的过程中应该实行"补偿原则"；明确在回报原则视角下选择自由回报原则，即当个人因素起到关键性的作用时，政府不应伸出"有形的手"，而应该实行"回报原则"，让个体充分发挥主观能动性，进而提升和肯定其对社会的有益贡献。

本章在健康机会不平等原则设计的框架下，以事前补偿和自由回报原则为前提，将机会不平等理论与健康投资函数相结合，分别求解了个体效用函数达到最大时的均衡条件，以及个体投资成本最小化的均衡条件。通过推导找出了健康投资要素的作用，结果发现：第一，在实际市场上，因为每个个体所拥有的健康资本不能相互买卖，所以个体面临的总投资数值必须是非负数。个体为了提高第 t 时期的健康水平只能通过增加（$t-1$）时期的健康投资。若想要将健康维持在一定水平或是提高健康水平，则投资量 I_{t-1} 必须大于这期的健康折旧量 $d_{t-1}H_{t-1}$ 才可行。第二，由式（4-35）得到健康生产函数可知，通过个体（$t+1$）时期的健康生产函数来看，健康产出水平与环境因素、努力因素、健康投入花费的时间因素紧密相关。从理论上可以证明，与健康相关的三类投入要素与健康产出水平呈现正相关关系。为了提高健康产出水平可以从以上三个方面进行考量。第三，通过最小成本的均衡条件可以得出，即从对比式（4-31）和式（4-33）结果来看，如果从自由回报原则视角出发，为了缩小健康机会不平等差距，理论上"努力因素"可以成为方式之一。

本章为后续实证分析提供了经济理论基础，并给出了健康生产函数的计量经济模型及不同研究视角下的均衡条件。其一，健康生产函数的构造。客观环境因素和主观努力因素之间是相互独立时，健康生产函数计量经济学模型为式（4-37）；客观环境因素和主观努力因素之间非相互独立时，健康生产函数计量经济学模型为式（4-38）。其二，客观环境因素和主观努力因素对于健康机会不平等影响测度时的均衡条件。第 5 章和第 6 章的均衡条件均是"成本最小化"时对应的均衡条件。第 5 章需要满足均衡条件式（4-31）；第 6 章需要满足均衡条件式（4-33）。其三，第 6 章研究主观努力因素对于健康机会不平等的影响时，应考虑客观环境因素对于主观努力因素的影响。

第5章 客观环境因素对中老年人健康机会不平等的影响 ——基于 MM 分解

　　客观环境因素如何作用我国中老年人健康机会不平等？为了回答这一问题，本章在第 4 章的理论基础上，从机会平等理论中的"事前补偿原则"视角入手，将健康看作是一般商品，并假设市场存在均衡状况，根据第 4 章式（4-31），当健康产出水平满足均衡条件：投资一单位健康资本的边际成本等于客观环境和时间投入要素边际价格之和时，重点探究政府这只"看得见的手"如何调控客观环境因素。一方面，测度我国城乡间中老年人健康机会不平等的程度；另一方面，探究提高我国中老年人健康水平以及缩小中老年人健康机会不平等差距的政策工具。

　　"城乡二元结构"是我国特有的国情，且根据第 2 章 2.3 节可知，我国中老年人健康水平存在城乡差异和地区差异。因此，本章根据第 4 章 4.3.2 部分给出了健康生产函数计量模型形式，将客观环境因素和主观努力因素看作生产健康的投入要素。利用 MM 分解方法，在机会不平等理论框架下，从不同分位点以及整个分布视角，重点研究城乡间、地区间客观环境因素和主观努力因素两个方面对健康机会不平等差异程度的贡献。为确保研究结论的可信性，本章使用了不同被解释变量及实证方法对结论进行稳健性检验。此外，本章讨论了内生性问题，对 MM 分解方法进行了扩展，将两阶段分位数回归与 MM 分解方法进行结合，以解决 MM 分解方法不能包含内生性变量的问题。

5.1　模型构建

5.1.1　机会平等理论与健康生产函数

设 H_i 代表个体 i 的健康水平，个人健康状况是由多种因素共同作用的结果。本章根据机会平等理论，按照"补偿原则"和"回报原则"，将影响中老年人健康的因素划分成两个部分。补偿原则对应客观环境因素（C），回报原则对应个人主观因素（E），根据第 4 章 4.3.1 中公式（4 - 37），在省略控制变量的情况下，中老年人口健康的隐函数形式为：

$$H_i = H(C_i, E_i, \mu_i) \qquad (5-1)$$

为研究中老年人整体健康水平是否存在差异、差异的来源以及大小，将上述隐函数设置成如下分位数回归模型①：

$$Q_\tau(H_i) = \alpha(\tau) + \beta(\tau) C_i + \gamma(\tau) E_i + \mu_i \qquad (5-2)$$

其中，τ 表示不同的分位点，且 $0 < \tau < 1$。$\alpha(\tau)$ 为回归常数项，代表所有个体的共性部分。$\beta(\tau)$ 代表客观环境因素对整体

---

① 建立分位数回归模型的主要原因在于：一方面，本书研究的对象是个人微观数据，个体间的差异性较大，而分位数回归对离群值不敏感，这会使得参数估计值更为准确；另一方面，相比于均值回归，分位数回归可以从整个分布上探究健康差异性，更能全面地了解高、中、低分位点处的健康状况所对应的差异性大小。

健康的直接效应。$\gamma(\tau)$代表个人主观因素对整体健康的直接效应。μ_i代表与健康有关但未能观测到的因素。

上述回归模型（5-2）简单地分析了客观环境因素对于整体健康水平的直接效应。接下来，在补偿原则下，进一步探讨客观环境因素对于整体健康水平的全效应。在现实中，个人主观因素往往会受到客观环境因素的影响（陈东和黄旭峰，2015），即存在关系：

$$Q_\tau(E_i) = A(\tau) + B(\tau)C_i + \theta_i \tag{5-3}$$

将式（5-3）代入式（5-2）中可得：

$$Q_\tau(H_i) = [\alpha(\tau) + \gamma(\tau)A(\tau)] + \underbrace{[\beta(\tau) + \gamma(\tau)B(\tau)]}_{all}C_i$$
$$+ [\gamma(\tau)\theta_i + \mu_i] \tag{5-4}$$

通过模型（5-4）可以清楚地发现，*all* 部分代表着客观环境因素对于整体健康水平的全效应，那么 $\gamma(\tau)B(\tau)$ 代表着间接效应。若 *all* 部分的数值与 $\beta(\tau)$ 数值相近时，间接影响可以忽略不计，表明客观环境因素对于整体健康的影响主要来源于直接效应；若两者相差较大，说明客观环境因素对于整体健康的间接影响不容忽视。

5.1.2 *MM* 分解方法的扩展及步骤

Oaxaca（1973）最早提出了均值回归分解模型。至今，该模型已经得到广泛扩展和应用。在此基础上，Mata 和 Machado（2005）提出了分位数回归的 *MM* 分解方法，但并没有考虑变量可能存在的内生性。针对分位数回归的内生性问题，Kim 和 Muller（2004）给出了基于工具变量的两阶段分位数回归

（$TSQR$）模型。于是，本书将 MM 分解方法思想与 $TSQR$ 模型相结合，以解决分位数回归模型中存在内生变量时的 MM 分解。设 Z 为满足条件的工具变量，进行如下的两阶段分位数 MM 分解：

第一步，将分位数模型进行改写，设 W 为内生性变量，其可能存在于 C 中也可能存在于 E 中。根据实际情况，本书将其定在 C 中，具体形式如下：

$$Q_\tau(H_i) = \alpha(\tau) + \beta(\tau)C_i^{-w} + \gamma(\tau)E_i + \varphi(\tau)W_i + \mu_i \quad (5-5)$$

第二步，将内生变量 W 与工具变量 Z_i，客观环境因素 C_i^{-w}，个人努力因素 E_i 进行分位数回归，使用最小绝对偏差法进行估计。由此可以得到 W 的预测值 W，即

$$Q_\tau(W_i) = \delta(\tau) + \phi(\tau)C_i^{-w} + \lambda(\tau)E_i + \theta(\tau)Z_i \quad (5-6)$$

第三步，将模型（5-6）得到的预测值 W 替换模型（5-5）中 W 变量，即

$$\begin{aligned}
Q_\tau(H_i) &= \alpha(\tau) + \beta(\tau)C_i^{-w} + \gamma(\tau)E_i + \varphi(\tau)\big[\delta(\tau) \\
&\quad + \phi(\tau)C_i^{-w} + \lambda(\tau)E_i + \theta(\tau)Z_i\big] + \mu_i \\
&= \big[\alpha(\tau) + \varphi(\tau)\delta(\tau)\big] + \big[\beta(\tau) + \varphi(\tau)\phi(\tau)\big]C_i^{-w} \\
&\quad + \big[\gamma(\tau) + \varphi(\tau)\lambda(\tau)\big]E_i + \varphi(\tau)\theta(\tau)Z_i + \mu_i \quad (5-7)
\end{aligned}$$

为简化模型，设 $a(\tau) = \alpha(\tau) + \varphi(\tau)\delta(\tau)$，$b(\tau) = \beta(\tau) + \varphi(\tau)\phi(\tau)$，$c(\tau) = \gamma(\tau) + \varphi(\tau)\lambda(\tau)$ 和 $d(\tau) = \varphi(\tau)\theta(\tau)$，那么式（5-7）可以改写成：

$$Q_\tau(H_i) = a(\tau) + b(\tau)C_i^{-w} + c(\tau)E_i + d(\tau)Z_i + \mu_i \quad (5-8)$$

在对式（5-8）进行分解之前引入新的符号，用 "city" 和 "rural" 分别表示城镇和农村。在 MM 分解模型建立过程中，需要构造一个反事实分布 $Q_\tau(H_i^*)$。则城镇和农村之间健康水平差异可进行如下两层分解：

$$R = Q_{\tau}(H_i^{city}) - Q_{\tau}(H_i^{rural}) = \left[Q_{\tau}(H_i^{city}) \right.$$
$$\left. - Q_{\tau}(H_i^*) \right] + \left[Q_{\tau}(H_i^*) - Q_{\tau}(H_i^{rural}) \right] \tag{5-9}$$

其中，城镇和农村老年人健康的分位数形式 $Q_{\tau}(H_i^{city})$ 和 $Q_{\tau}(H_i^{rural})$ 分别为：

$$Q_{\tau}(H_i^{city}) = a^{city}(\tau) + b^{city}(\tau) C_i^{-w,city} + c^{city}(\tau) E_i^{city}$$
$$+ d^{city}(\tau) Z_i^{city} + \mu_i^{city} \tag{5-10}$$

$$Q_{\tau}(H_i^{rural}) = a^{rural}(\tau) + b^{rural}(\tau) C_i^{-w,rural}$$
$$+ c^{rural}(\tau) E_i^{rural} + d^{rural}(\tau) Z_i^{rural} + \mu_i^{rural} \tag{5-11}$$

反事实分布的构造形式包括以下两种情况：

$$Q_{\tau}(H_{i1}^*) = a^{city}(\tau) + b^{city}(\tau) C_i^{-w,rural} + c^{city}(\tau) E_i^{rural}$$
$$+ d^{city}(\tau) Z_i^{city} + \mu_i^{city} \tag{5-12}$$

$$Q_{\tau}(H_{i2}^*) = a^{rural}(\tau) + b^{rural}(\tau) C_i^{-w,city} + c^{rural}(\tau) E_i^{city}$$
$$+ d^{rural}(\tau) Z_i^{rural} + \mu_i^{rural} \tag{5-13}$$

选用何种反事实分布取决于参照对象。本书将农村样本作为参照，即选用第一种反事实分布。于是，将式（5-10）、式（5-11）和式（5-12）同时代入式（5-9）中，经过整理可得：

$$R = \left[a^{city}(\tau) - a^{rural}(\tau) \right]$$
$$+ \underbrace{ \begin{array}{c} b^{city}(\tau) \left[C_i^{-w,city} - C_i^{-w,rural} \right] + c^{city}(\tau) \left[E_i^{city} - E_i^{rural} \right] \\ + d^{city}(\tau) \left[Z_i^{city} - Z_i^{rural} \right] \end{array} }_{PartA}$$
$$+ \underbrace{ \begin{array}{c} \left[b^{city}(\tau) - b^{rural}(\tau) \right] C_i^{-w,rural} + \left[c^{city} - c^{rural} \right] E_i^{rural} \\ + \left[d^{city}(\tau) - d^{rural}(\tau) \right] Z_i^{rural} \end{array} }_{PartB}$$
$$+ \left[\mu_i^{city} - \mu_i^{rural} \right] \tag{5-14}$$

其中，*Part* A 刻画了初始禀赋差异对中老年人健康水平城乡差异的绝对贡献，城乡之间虽然有着同样的系数 $b^{city}(\tau)$、$c^{city}(\tau)$ 和 $d^{city}(\tau)$，但城乡中老年人之间在 C、E 和 Z 上的初始禀赋存在着不同，可以用该项解释"城乡二元结构"体制是否导致健康水平存在差异；*Part* B 衡量了系数差异对城乡居民健康水平差异的绝对贡献，两者之间有着共同的特征 C、E 和 Z，差别在于系数矩阵的不同。具体来说，如果城乡之间有着相同的初始禀赋，那么该项可以刻画城镇中老年人健康优于农村中老年人健康的绝对程度。同理，为了更加充分地了解区域间的差异，再按照沿海城镇、沿海农村、内陆城镇和内陆农村进行细化分解，重复上述分解过程。

分位数回归内生检验（Kim 和 Muller，2013）在现有统计软件中不能直接实现。于是，本章根据原文理论并利用 R 软件编写了分位数内生性检验的程序。

5.2　变量选取及描述性统计分析

（1）被解释变量——整体健康评价指标的构建

选取能够准确衡量健康的指标是关键，至少应该具有两个基本的特征：一是必须能够测量有意义的健康的各个方面；二是能够以适当的精确度进行测量（Stokols 等，1996）。但能够同时满足这两个条件的方法较少。本章选用了整体健康（Grzywacz 和 Keyes，2004）概念，结合 CHARLS 数据库中 DB（身体功能障碍）和 DC（认知和抑郁）部分，从身体功能和精神健康两个维度来构建能够衡量中老年人健康的综合指标——整体健康。问卷中涉及身体功能维度包括 26 个方面，精神健康维度包括 12 个方面。

根据以上指标，采用虚弱指数（Rockwood 等，2005）的构造方法，整体健康的具体计算公式为：

$$H_i = \frac{n_1 \cdot \sum_{j=1}^{n_1} q_j + n_2 \cdot \sum_{r=1}^{n_2} p_r}{n_1 + n_2} \qquad (5-15)$$

其中，H_i 代表中老年人整体健康指数[①]，该数值越大说明第 i 个个体整体健康水平越差；q_j 表示身体功能维度中第 j 个问题所对应的得分；p_r 表示精神健康维度中第 r 个问题所对应的得分；n_1 和 n_2 为问题的个数，本书中 $n_1 = 26$、$n_2 = 12$。

（2）被解释变量的描述性统计分析

为能清晰了解中老年人整体健康的特点，图 5 - 1 给出了整体健康随年龄变化的趋势。数据显示我国中老年人整体健康水平呈现出三个明显的特点：第一，无论是从全样本看，还是从户籍、区域分样本看，中老年人的整体健康水平呈现出随着年纪的增大，整体健康水平下降的趋势，且超过 78 周岁后整体健康下降更为明显。第二，在退休年龄前后，整体健康水平并未发生明显大的跳跃和变换，这与雷晓燕等（2010）发现结论类似。因此，将中年人群和老年人放在一起研究较为合理。第三，中老年人的整体健康水平存在明显的户籍差异和区域差异。从户籍差异来看，城镇中老年人整体健康的均值为 0.1570，农村中老年人

---

① 原始问卷中对上述的 40 个问题的回答选项并未统一。例如，"我因一些小事而烦恼"问题所对应的选项有 4 个，分别为很少或者根本没有、不太多、有时或者说有一半的时间、大多数的时间，根据每个问题的具体选项，将"很少或者根本没有""不太多"用"0"表示；"有时或者说有一半的时间""大多数的时间用"1"表示；"您是否吸烟？"问题所对应的选项有 2 个，分别为"是"和"否"，将"是"用"1"表示，"否"用"0"表示。

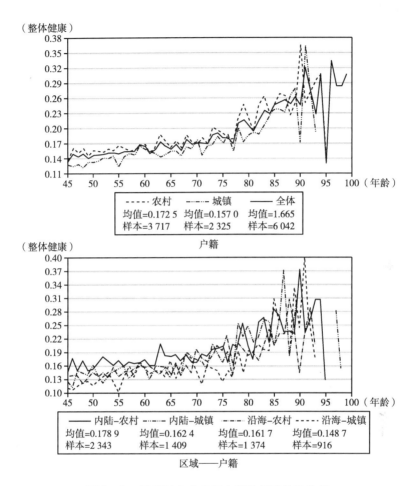

图 5 - 1　45 岁以上中老年人整体健康的平均值

整体健康的均值为 0.1725。而且，从整个年龄层面来说，城镇中老年人的整体健康水平均优于农村中老年人的整体健康水平。在此基础上按照区域进行划分，沿海地区中老年人的整体健康水平优于内陆地区中老年人的整体健康水平。其中需要注意的是，沿海农村中老年人整体健康的均值优于内陆城镇地区中老年人整体健康的均值，二者之间的差异虽然较小，但在后续的实证分析中更应该考虑整体健康的区域差异。

（3）解释变量选取及描述性统计分析

根据机会平等理论，解释变量的选取主要从两个方面展开，即客观环境因素和个人主观因素。其中，将解释变量按照机会平等进行分类是难点，尚未有研究给出权威的划分标准。本章按照第 4 章中健康机会不平等的定义并结合以往研究，按照解释变量是否具有自主选择性和是否按照个人的意志为转移的原则，将社区问卷中的设施和活动场所、环境因素归类于客观环境因素中。其中，公共服务设施包含了社区学校个数、商店个数和公共服务机构个数变量；活动场所设施包含了健身活动场所和服务类组织变量；环境设施包含了使用净化了的自来水住户比例、清洁燃料的住户比例、年供电小时数和污染源距离变量。若直接将上述因素全部带入到模型中，将会产生多重共线性。为了缓解该问题，本章使用了 Serneels 和 Verdonck（2008）提出的基于期望—稳健算法的主成分分析方法对原始解释变量进行降维。提取了三个主成分且累积贡献率已经达到了 0.7740。根据载荷矩阵，主成分一包含了健身活动场所、服务类组织，故命名为"活动场所设施"；主成分二包含了社区学校个数、商店个数、公共服务机构个数、净化了的自来水住户比例和年供电小时数，故命名为"公共服务设施"；主成分三包含了清洁燃料的住户比例、污染源距离，故命名为"环境设施"。

此外，客观环境因素还包括家庭人均收入、地域、户籍、性别和年龄等变量（马超等，2014）。由第 3 章 3.3.5 部分可知，与收入不平等研究不同，生活方式是影响健康的重要努力变量（Fleurbaey 和 Schokkaert，2009）。于是，本章将生活方式、经济状况、受教育情况、工作经验和卫生使用情况等归类于个人主观因素中（马超等，2016；龚锋等，2016）。其中，受教育年限表示受教育程度（李任玉等，2014）。根据第 4 章公式（4 - 35）可知，健康投资函数中应引入健康初始禀赋。于是本章使用 15 岁以前的身体状况变量衡量健康初始禀赋（刘西国，2015）。调查中没有直接的工作经验数据，可以通过年龄和受教育年限计算得出（李任玉等，2014）。解释变量的具体划分结果及描述性统计分析结果见表 5 - 1。

表 5 - 1　　　　　　　变量的描述性统计分析

客观环境因素	均值（1 占比）	方差（0 占比）	样本量
年龄	62.9408	10.6026	6 042
性别 1（1 = 男性，0 = 女性）	52.57%	47.43%	6 038
户籍（1 = 城市，0 = 农村）	61.52%	38.48%	6 042
区域（1 = 沿海，0 = 内陆）	62.10%	37.90%	6 042
公共设施（社区）	1.6114	2.2855	6 042
健身活动场所（社区）	0.2580	0.2667	6 042
服务类组织（社区）	0.2034	0.2538	6 042
工业污染源距离（社区）	16.9974	31.4768	6 042
对数收入	8.4547	2.7959	6 042
15 岁以前的身体状况	26.02%	73.98%	6 042
厕所能否冲水（1 = 能，0 = 不能）	56.67%	43.33%	6 023
是否有自来水（1 = 有，0 = 没有）	28.65%	71.35%	6 042
主观努力因素	均值（1 占比）	方差（0 占比）	样本量
婚姻状况（1 = 有配偶，0 = 没有配偶）	36.41%	63.59%	6 042
受教育情况	5.1456	4.2739	6 042

续表

主观努力因素	均值（1 占比）	方差（0 占比）	样本量
是否吸烟（1 = 是，0 = 否）	60.56%	39.44%	6 042
是否饮酒（1 = 是，0 = 否）	67.03%	32.97%	6 033
是否参加社会活动（1 = 是，0 = 否）	42.70%	57.30%	5 891
睡眠质量（1 = 好，0 = 不好）	47.07%	52.93%	5 833
是否领养老金（1 = 是，0 = 否）	16.47%	83.53%	6 042
是否有存款（1 = 是，0 = 否）	46.43%	53.57%	6 042
是否参加医疗保险（1 = 是，0 = 否）	10.13%	89.87%	5 996
对数医疗支出	6.5743	6.5743	5 295
工作经验	39.1574	4.1173	6 042

5.3 中老年人整体健康机会不平等的分解

5.3.1 模型的选择性检验

（1）分层模型检验

本章使用的数据引入了社区部分，因此，无条件平均模型应该首先被估计，根据该模型的估计结果，计算出组内相关系数（郭志刚和李剑钊，2006），用以判别分层模型建立的必要性。组内相关系数的计算公式为 $\rho = \dfrac{t_0^2}{t_0^2 + \sigma_0^2}$，其中 t_0^2 代表着社区之间的变异，σ_0^2 代表着个体之间的变异。组内相关系数测算了社区随机变量的变异程度在总变异程度所占的比例，进而解释社区层面的因素对被解释变量的影响程度的大小。通常认为，组内相关系数越大，社区层面对被解释变量的影响程度越大；相反，若组内相关系数越小，家庭层面的因素对于被解释变量的影响程度越大。表 5 - 2 的回归结果显示，整体健康的组内相关系数值为 0.0526，表明整体健康水平 5.26% 的变异性来源于社区层面，94.74% 的变异性来源于个体层面。很明显，对整体健康水平的影响主要来源于个人层面，社区层面的影响微乎其微。因此，在后续的实证分析中无须使用分层模型。

表 5 - 2　　　　　　　　无条件平均模型回归结果

参数	整体健康
截距	0.1659^{***} (-0.0016)
随机效应	
社区之间变异 （群间变异）	0.0005^{***} (-7.66×10^{-5})
家庭之间变异 （群内变异）	0.0087^{***} (-0.0002)
组内相关系数	0.0526
社区样本量	446
家庭样本量	6 042
极大似然值	5 640.6738

注：*** 代表 1% 的显著水平，** 代表 5% 的显著水平，* 代表 10% 的显著水平，括号内的数值为稳健标准差。

（2）内生性检验

多数研究发现健康与收入之间可能存在双向因果关系，即收入变量可能存在内生性问题（刘国恩等，2004；江求川，2015）。

因此，为保证上述模型参数估计的准确性，本章利用 Kim 和 Muller（2013）提出的分位数回归内生性检验方法对家（户）人均收入变量进行内生性检验，将 2011 年 CHARLS 数据中家（户）人均收入作为工具变量。在内生性检验之前，首先要进行弱工具变量检验，内生变量与工具变量之间的相关系数为 0.2374，两者的相关性不是很高，但并不能因两者之间的相关性不高而判断所选择的工具变量存在弱工具变量的问题。根据 Stock 和 Yogo（2005）提出的弱工具变量检验发现，Cragg-Donald 统计量值为 182.6360，在 5% 的显著水平下，远大于 Stock-Yogo 临界值 16.3800。因此，我们有足够的依据判定选取的工具变量不存在弱工具变量问题。最后，根据内生性检验结果发现，在均值意义下，0.25、0.5 和 0.75 分位数点处均不存在内生性问题①。

5.3.2　全样本下整体健康回归结果

根据前文所述，将机会不平等划分成两个部分。将客观环境因素和个人主观因素全部纳入模型（5-1）中，进行均值回归和分位数回归，具体结果见表 5-3；将客观环境因素纳入模型（5-1）中，进行均值回归和分位数回归，具体结果见表 5-4；将个人主观因素全部纳入模型（5-1）中，进行均值回归和分位数回归，具体结果见表 5-5。

---

① 均值内生性检验统计量对应的 P 值为 0.2517，分位数内生检验统计量对应的 P 值为 0.9143（0.25 分位数）、0.3697（0.5 分位点）、0.2378（0.75 分位点），在 5% 的显著水平下，均接受原假设。

表 5 – 3　　　　全样本分位数回归与 OLS 回归结果

原则	变量	回归 I：全部解释变量			
		OLS	$Q_{0.25}$	$Q_{0.5}$	$Q_{0.75}$
原则	常数	0.1830 ***	0.1070 ***	0.1590 ***	0.2410 ***
		（ - 0.0141）	（ - 0.0116）	（ - 0.0147）	（ - 0.0219）
补偿原则	基础服务设施	0.0008	0.0006	0.0007	0.0007
		（ - 0.0006）	（ - 0.0004）	（ - 0.0006）	（ - 0.0008）
	健身活动场所	- 0.0097	- 0.0088 *	- 0.0022	- 0.0059
		（ - 0.0063）	（ - 0.0048）	（ - 0.0060）	（ - 0.0088）
	服务类组织	- 0.0085	- 0.0051	- 0.0074	- 0.0040
		（ - 0.0068）	（ - 0.0051）	（ - 0.006）	（ - 0.0097）
	工业污染源距离	-4.49×10^{-5}	-3.24×10^{-5}	-5.08×10^{-5}	-13.9×10^{-5} ***
		（ -3.71×10^{-5} ）	（ -2.75×10^{-5} ）	（ -3.54×10^{-5} ）	（ -5.15×10^{-5} ）
	厕所能否冲水	- 0.0102 ***	- 0.0028	- 0.0094 ***	- 0.0151 ***
		（ - 0.0025）	（ - 0.0020）	（ - 0.0025）	（ - 0.0037）
	是否有自来水	- 0.0027	- 0.0039 *	- 0.0032	- 0.0016
		（ - 0.0029）	（ - 0.0021）	（ - 0.0027）	（ - 0.0040）
	对数家（户）人均收入	-8.05×10^{-4} *	- 0.0004	- 0.0010 **	- 0.0009
		（ - 0.0004）	（ - 0.0003）	（ - 0.0004）	（ - 0.0006）
	15 岁以前身体状况	- 0.0013	- 0.0032	- 0.0022	- 0.0001
		（ - 0.0026）	（ - 0.0019）	（ - 0.0025）	（ - 0.0037）
	年龄	0.0018 ***	0.0008 ***	0.0014 ***	0.0024 ***
		（ - 0.0002）	（ - 0.0001）	（ - 0.0002）	（ - 0.0002）
	性别	- 0.0211 ***	- 0.0155 ***	- 0.0242 ***	- 0.0299 ***
		（ - 0.0039）	（ - 0.0029）	（ - 0.0037）	（ - 0.0056）
回报原则	婚姻状态	- 0.0086 ***	- 0.0038 *	- 0.0065 **	- 0.0152 ***
		（ - 0.0026）	（ - 0.0020）	（ - 0.0026）	（ - 0.0037）
	受教育年限	- 0.0018 ***	- 0.0008 ***	- 0.0015 ***	- 0.0026 ***
		- 0.0003	（ - 0.0003）	（ - 0.0003）	（ - 0.0005）

续表

原则	变量	回归 I：全部解释变量			
		OLS	$Q_{0.25}$	$Q_{0.5}$	$Q_{0.75}$
原则	常数	0.1830 ***	0.1070 ***	0.1590 ***	0.2410 ***
		（ - 0.0141）	（ - 0.0116）	（ - 0.0147）	（ - 0.0219）
回报原则	是否吸烟	（0.0028）	0.0011	0.0025	0.0066
		- 0.0032	（ - 0.0023）	（ - 0.0030）	（ - 0.0045）
	是否喝酒	- 0.0107 ***	- 0.0030	- 0.0050 **	- 0.0098 ***
		（ - 0.0025）	（ - 0.0020）	（ - 0.0025）	（ - 0.0038）
	是否参加社交活动	- 0.0182 ***	- 0.0010	- 0.0075 ***	- 0.0233 ***
		（ - 0.0024）	（ - 0.0018）	（ - 0.0023）	（ - 0.0034）
	睡眠质量	- 0.0237 ***	- 0.0134 ***	- 0.0212 ***	- 0.0286 ***
		- 0.0023	（ - 0.0017）	（ - 0.0022）	（ - 0.0033）
	是否领养老金	- 0.0081 **	- 0.0032	- 0.0080 ***	- 0.0129 ***
		（ - 0.0032）	（ - 0.0024）	（ - 0.0031）	（ - 0.0046）
	是否有存款	0.0003	0.0017	0.0007	0.0017
		（ - 0.0023）	（ - 0.0017）	（ - 0.0022）	（ - 0.0032）
	是否参加医疗保险	- 0.0096 **	- 0.0036	- 0.0112 ***	- 0.0106 *
		（ - 0.0045）	（ - 0.0029）	（ - 0.0037）	（ - 0.0055）
	对数医疗支出	0.0044 ***	0.0023 ***	0.0036 ***	0.0049 ***
		（ - 0.0004）	（ - 0.0003）	（ - 0.0004）	（ - 0.0006）
	工作经验	- 0.0018 ***	- 0.0007 **	- 0.0011 **	- 0.0026 ***
		（ - 0.0005）	（ - 0.0004）	（ - 0.0005）	（ - 0.0007）
分类	城镇 - 农村	- 0.0036	- 0.0019	- 0.0070 **	- 0.0123 ***
		（ - 0.0031）	（ - 0.0023）	（ - 0.0030）	（ - 0.0043）
	沿海 - 内陆	- 0.0097 ***	- 0.0028	- 0.0056 **	- 0.0145 ***
		（ - 0.0024）	（ - 0.0019）	（ - 0.0024）	（ - 0.0036）

注：* 代表 p 值 < 0.1，** 代表 p 值 < 0.05，*** 代表 p 值 < 0.01。括号内的数值为 bootstrap100 次计算的标准差，下同。

　　首先，从差异性上看，在控制了个人主观因素后，在 5% 的显著水平下，无论是城镇与农村间还是沿海与内陆间，我国中老年人整体健康水平均存在显著的差异。具体表现在，城镇中老年人整体健康水平优于农村，沿海中老年人整体健康水平优于内地。城镇与农村差异为 0.0063，沿海与内陆差异为 0.0117，说明沿海与内陆差异远大于城镇与农村差异；在控制了客观环境因素后，均值回归意义下，我国中老年人整体健康水平仅存在沿海与内陆间差异。但从分位数回归的角度看，城镇与农村差异和沿海与内陆差异程度均随着分位点的增大而呈现扩大的现象；在控制了全部解释变量后，对比回归 Ⅱ 结果（见表 5 - 4）可知，无论是均值意义下还是分位数回归下，城镇与农村变量的变化较小，这说明城镇与农村变量对健康仅存在直接影响。由此可以看出，城镇与农村间差异并不是通过个人主观因素间接影响健康的，"城乡二元结构" 就是机会不平等的一种体现，这与马超等（2014）的结论一致。

　　其次，从个人主观因素作用健康上看，表 5 - 5 回归 Ⅲ 中无论是均值还是分位数结果均表明婚姻状态、受教育年限、是否吸烟、是否喝酒、是否参加社交活动、睡眠质量和是否参加医疗保险变量是影响健康的重要因素。以没有配偶组作为参考，有配偶的中老年人所对应健康水平会高出 0.0200 个单位，婚姻可以通过配偶带来更多的社会、经济等资源，从而促进结婚人士拥有更为健康的生活方式和环境（Wu 和 Hart，2002）。受教育程度每增加一年，健康水平就会改善 0.0033 个单位，即教育对健康呈现一种正向的促进作用（程令国等，2014）。主要原因在于：一方面良好的教育水平能够提高个人的人力资本，可获得更好的收入水平，进而用于健康的消费支出更多，从而改善健康水平

（Cutler 和 Lleras，2010）；另一方面，接受过良好教育的个体，自我健康意识较高，会有意识地养成良好的健康生活方式（程令国等，2013），相比之下，拥有良好教育水平的群体，健康水平会更高。是否吸烟、是否喝酒、是否参加社交活动和睡眠质量均属于个人生活方式方面，好的生活习惯能够极大地促进健康水平的提升（张琳，2012）。工作经验与收入对于健康的作用类似，工作经验较为丰富的个体，通常收入水平较高。虽然在回归Ⅲ中，工作经验对健康没有显著的影响，但是在控制更多变量的回归Ⅰ中，工作经验对于健康有显著正向影响，即工作经验越为丰富，健康水平也会越高。参加了医疗保险的群体健康水平高于没参与群体 0.0127 个单位，说明医疗保险有利于促进参保个人的健康（潘杰等，2013）。

表 5 - 4　　　　全样本分位数回归与 OLS 回归结果
——客观环境因素

原则	变量	回归Ⅱ：客观环境因素			
		OLS	$Q_{0.25}$	$Q_{0.5}$	$Q_{0.75}$
原则	常数	0.0905 ***	0.0697 ***	0.0960 ***	0.1200 ***
		（ -0.0089 ）	（ -0.0058 ）	（ -0.0078 ）	（ -0.0123 ）
补偿原则	基础服务设施	0.0008	0.0002	0.0011 *	0.0009
		（ -0.0006 ）	（ -0.0004 ）	（ -0.0006 ）	（ -0.0009 ）
	健身活动场所	-0.0100	-0.0073	-0.0054	-0.0117
		（ -0.0065 ）	（ -0.0045 ）	（ -0.0060 ）	（ -0.0094 ）
	服务类组织	-0.0149 **	-0.0075	-0.0135 **	-0.0137
		（ -0.0070 ）	（ -0.0048 ）	（ -0.0065 ）	（ -0.0103 ）
	工业污染源距离	-5.45×10^{-5}	-1.92×10^{-7}	-9.03×10^{-5}	-15.5×10^{-5} ***
		（ -3.80×10^{-5} ）	（ -2.57×10^{-5} ）	（ -3.56×10^{-5} ）	（ -5.35×10^{-5} ）

续表

原则	变量	回归 Ⅱ：客观环境因素			
		OLS	$Q_{0.25}$	$Q_{0.5}$	$Q_{0.75}$
原则	常数	0. 0905 ***	0. 0697 ***	0. 0960 ***	0. 1200 ***
		(- 0. 0089)	(- 0. 0058)	(- 0. 0078)	(- 0. 0123)
补偿原则	厕所能否冲水	- 0. 0123 ***	- 0. 0022	- 0. 0126 ***	- 0. 0208 ***
		(- 0. 0026)	(- 0. 0019)	(- 0. 0025)	(- 0. 0040)
	是否有自来水	- 0. 0035	- 0. 0037 *	- 0. 0033	- 0. 0029
		(- 0. 0030)	(- 0. 0020)	(- 0. 0027)	(- 0. 0042)
	对数家（户）人均收入	- 0. 0023 ***	- 0. 0005	- 0. 0018 ***	- 0. 0033 ***
		(- 0. 0004)	(- 0. 0003)	(- 0. 0004)	(- 0. 0006)
	15 岁以前身体状况	- 0. 0035	- 0. 0046 **	- 0. 0032	- 0. 0038
		(- 0. 0027)	(- 0. 0018)	(- 0. 0025)	(- 0. 0039)
	年龄	0. 0021 ***	0. 0010 ***	0. 0016 ***	0. 0026 ***
		(- 0. 0001)	(- 0. 0001)	(- 0. 0001)	(- 0. 0002)
	性别	- 0. 0375 ***	- 0. 0219 ***	- 0. 0366 ***	- 0. 0500 ***
		(- 0. 0024)	(- 0. 0016)	(- 0. 0022)	(- 0. 0035)
分类	城镇 - 农村	- 0. 0038	- 0. 0014	- 0. 0072 **	- 0. 0095 **
		(- 0. 0031)	(- 0. 0021)	(- 0. 0029)	(- 0. 0046)
	沿海 - 内陆	- 0. 0117 ***	- 0. 0054 ***	- 0. 0070 ***	- 0. 0147 ***
		(- 0. 0025)	(- 0. 0018)	(- 0. 0024)	(- 0. 0038)

　　最后，从客观环境因素作用健康上看。家（户）人均收入变量是影响健康的重要变量，对比回归 Ⅰ 和表 5 - 5 回归 Ⅲ 中收入变量的系数可知，回归 Ⅲ 的系数为 - 0. 0023，回归 Ⅰ 的系数为 - 0. 000805，前者约是后者的 4 倍。根据模型（5 - 3）的结论，家（户）人均收入变量对中老年人整体健康的影响不仅体现在直接效应方面，更多部分体现在间接效应方面。显而易见，收入水平的高低同时也决定了受教育年限、是否参加医保等，以上变

量均是有效促进健康水平的指标，因此收入水平较高的群体，健康水平往往也较高（齐良书，2006）。年龄和性别作为不可控制的客观环境因素，对中老年人健康均有显著影响。根据前文年龄与健康的关系得出同样的结论，即随着年龄的增大，中老年人口健康水平会下降。根据分位数回归可知，在 0.25 分位点处，年龄的直接影响系数为 0.0008。在 0.5 分位点处，年龄的直接影响系数为 0.0014，两者只是增加 0.0006 个单位。然而，随着分位点的增大，在 0.75 分位点处，相比于 0.5 分位点处增加了 0.0010 个单位。可见，随着年龄的增加，中老年人的健康水平加速下降。通过对比性别回归系数值发现，中老年人整体健康存在性别差异，男性整体健康水平优于女性整体健康水平。此外，性别变量在回归 I 中的系数为 -0.0211，在回归 III 中的系数为 -0.0375，两者之间相差较大，这说明性别变量不同于城镇与农村变量，其对健康的影响存在间接效应。公共设施、活动场所和污染变量是本书重点关注的客观环境因素，这也是政府部门可以进行宏观调控的方面。通过对比回归 I 和回归 III 中基础服务设施、健身活动场所、服务类组织、工业污染源距离、厕所能否冲水和是否有自来水变量的系数可知，两者系数均相差较小。说明上述客观环境因素对于健康的影响主要体现在直接效应上。其中，与中老年人健康息息相关的健身活动场所，在 0.25 分位点处对健康有显著正向影响，服务类组织在均值意义下和中位数回归下均对健康呈现促进作用。从分位数回归看，工业污染源距离变量对中老年人健康水平有显著地正向促进作用，即距离社区污染源越远，健康水平越好。而作为衡量卫生环境的指标厕所能否冲水和是否有自来水变量，均对中老年人健康水平有正向的促进作用，这与 Eriksson 等（2014）结论一致。

表 5 – 5　　　　全样本分位数回归与 OLS 回归结果
——主观努力因素

原则	变量	回归Ⅲ：个人主观因素			
		OLS	$Q_{0.25}$	$Q_{0.5}$	$Q_{0.75}$
原则	常数	0.2290 ***	0.1330 ***	0.2020 ***	0.3100 ***
		(– 0.0127)	(– 0.0104)	(– 0.0120)	(– 0.0193)
回报原则	婚姻状态	– 0.0200 ***	– 0.0089 ***	– 0.0180 ***	– 0.0291 ***
		(– 0.0026)	(– 0.0019)	(– 0.0023)	(– 0.0036)
	受教育年限	– 0.0033 ***	– 0.0017 ***	– 0.0028 ***	– 0.0048 ***
		(– 0.0003)	(– 0.0002)	(– 0.0003)	(– 0.0005)
	是否吸烟	– 0.0079 ***	– 0.0052 ***	– 0.0078 ***	– 0.0072 *
		(– 0.0027)	(– 0.002)	(– 0.0024)	(– 0.0040)
	是否喝酒	– 0.0167 ***	– 0.0064 ***	– 0.0129 ***	– 0.0193 ***
		(– 0.0024)	(– 0.0019)	(– 0.0023)	(– 0.0038)
	是否参加社交活动	– 0.0210 ***	– 0.0018	– 0.0098 ***	– 0.0285 ***
		(– 0.0024)	(– 0.0018)	(– 0.0021)	(– 0.0035)
	睡眠质量	– 0.0265 ***	– 0.0140 ***	– 0.0224 ***	– 0.0311 ***
		(– 0.0023)	(– 0.0018)	(– 0.0021)	(– 0.0034)
	是否领养老金	– 0.0029	– 0.0009	– 0.0024	– 0.0004
		(– 0.0032)	(– 0.0024)	(– 0.0028)	(– 0.0047)
	是否有存款	– 0.0002	0.0013	0.0019	0.0001
		(– 0.0023)	(– 0.0017)	(– 0.002)	(– 0.0034)
	是否参加医疗保险	– 0.0127 ***	– 0.0024	– 0.0134 ***	– 0.0141 **
		(– 0.0045)	(– 0.0029)	(– 0.0035)	(– 0.0060)
	对数医疗支出	0.0047 ***	0.0024 ***	0.0038 ***	0.0056 ***
		(– 0.0004)	(– 0.0003)	(– 0.0004)	(– 0.0006)
	工作经验	– 0.0003	– 0.0004	– 0.0003	– 0.0008
		(– 0.0003)	(– 0.0003)	(– 0.0003)	(– 0.0005)
分类	城镇 – 农村	– 0.0063 **	– 0.0037 **	– 0.0093 ***	– 0.0118 ***
		(– 0.0025)	(– 0.0018)	(– 0.0022)	(– 0.0037)
	沿海 – 内陆	– 0.0117 ***	– 0.0052 ***	– 0.0082 ***	– 0.0144 ***
		(– 0.0023)	(– 0.0018)	(– 0.0021)	(– 0.0035)

5.3.3 城镇与农村间整体健康水平的差异分解

表5-3、表5-4、表5-5的回归结果明确地指出了客观环境因素和个人主观因素是如何作用中老年人整体健康水平的。接下来，根据模型（5-14）进一步将客观环境因素和个人主观因素进行MM分解。一方面，以城镇与农村变量为分解依据，探究中老年人整体健康的城乡差异；另一方面，分别将客观环境因素和个人主观因素分解成禀赋差异和系数差异两个部分。对比分析这两部分差异，将能找出哪部分是导致城乡中老年人健康水平存在差异的主要原因，具体的分解结果见表5-6。

表5-6　　　　　　城镇与农村差异分解结果

分位点	客观环境因素				
	总差异	禀赋差异	影响度（%）	系数差异	影响度（%）
0.25	-0.0077*** (0.0017)	-0.0040*** (0.0024)	51.5365	-0.0036*** (0.0005)	48.4635
0.5	-0.0181*** (0.0017)	-0.0140*** (0.0058)	77.2331	-0.0041** (0.0023)	22.7669
0.75	-0.0289*** (0.0036)	-0.0277*** (0.0008)	100.1512	-0.0012 (0.0019)	-0.1512
均值	0.0155*** (0.0024)	0.0124*** (0.0021)	80.0822	0.0031 (0.0031)	19.9178
分位点	个人主观因素				
	总差异	禀赋差异	影响度（%）	系数差异	影响度（%）
0.25	-0.0084*** (0.0013)	-0.0044*** (0.0009)	52.2390	-0.0040*** (0.0006)	47.7610

续表

分位点	个人主观因素				
	总差异	禀赋差异	影响度（%）	系数差异	影响度（%）
0.5	- 0.0182 *** (0.0015)	- 0.0071 *** (0.0014)	39.2045	- 0.0110 *** (0.0015)	60.7955
0.75	- 0.0289 *** (0.0025)	- 0.0114 *** (0.0024)	39.6245	- 0.0174 *** (0.0030)	60.3755
均值	0.0155 *** (0.0025)	0.0065 *** (0.0026)	41.6104	0.0091 *** (0.0015)	58.3896

　　注：影响度的计算公式为：禀赋（系数）差异影响度 = 禀赋（系数）差异/总差异 × 100%。

　　从客观环境因素角度看，在 5% 的显著水平下，城镇与农村中老年人整体健康水平在三个分位点处均存在显著的总差异，且总差异随着分位点的增加而稳步增加。0.75 分位点对应的总差异为 0.0289，0.25 分位点对应的总差异为 0.0077，两者的绝对数值相差较大，前者约是后者的 3 倍多。说明随着分位点的提高，即中老年人整体健康水平越差时，城镇与农村间的总差异也会变得更大。整体健康水平较差的群体通常是研究中关注的重点对象，只有找出导致健康水平下降的根本原因，政府和个人才能够有针对性地提出政策来改善中老年人整体健康水平。为进一步研究何种原因导致了总差异扩大，根据 MM 分解的禀赋差异和系数差异影响度明显可知，禀赋差异所占比率较大。这代表着我国"城乡二元结构"体制本身是导致客观环境因素有所差别，进而造成城镇与农村中老年人健康水平存在差异；从个人主观因素角度看，在总差异方面，与前者得到的结论相同。即，城镇与农村中老年人整体健康水平在每个分位点处均存在显著的总差异，且总差异也随着分位点的增加而稳步增加。但在禀赋差异和系数差异对比方面，与前者的结论完全相反。根据影响度占比结果可知，在中高分位点处，系数差异是导致城乡存在差异的重要原因。具体来说，解释我国不存在"城乡二元结构"国情，城镇和农村有着一样的初始禀赋，相比于农村地区，城镇中老年人的个人主观因素作用整体健康后得到健康水平明显更高。为了确保结论的可靠性，通过 Oaxaca 均值回归分解重复上述回归过程（见表 5-6 最后一行），明显可以发现所得结论与 MM 分解结果相同。

5.3.4 沿海与内陆间整体健康水平的差异分解

沿海与内陆之间的差异与"城乡二元结构"体制是共存的。由于地理条件的限制，沿海和内地间的经济水平存在显著差异。那么，中老年人整体健康水平是否也存在差异？针对这一问题，本章将区域再次进行了细分，具体划分成沿海城镇、沿海农村、内陆城镇和内陆农村四个群体。分别针对沿海的城镇与农村、内陆的城镇与农村进行 MM 分解，分解结果见表 5-7。

表 5-7　　　　沿海与内陆的城乡差异分解结果

分位点	客观环境因素				
	总差异	禀赋差异	影响度（%）	系数差异	影响度（%）
沿海—城乡差异					
0.25	-0.0046 * (0.0025)	-0.0060 *** (0.0042)	129.4726	0.0014 (0.0018)	-29.4726
0.5	-0.0138 *** (0.0009)	-0.0098 *** (0.0045)	71.1220	-0.0040 * (0.0023)	28.8707
0.75	-0.0280 *** (0.0027)	-0.0204 *** (0.0052)	72.8163	-0.0076 *** (0.0027)	27.1801
均值	0.0130 *** (0.0038)	0.0127 *** (0.0025)	97.9658	0.0003 (0.0042)	2.0342

续表

分位点	客观环境因素				
	总差异	禀赋差异	影响度（%）	系数差异	影响度（%）
内陆—城乡差异					
0.25	-0.0069 *** (0.0010)	-0.0019 (0.0050)	27.1874	-0.0050 *** (0.0015)	72.8126
0.5	-0.0199 *** (0.0018)	-0.0153 *** (0.0027)	76.7159	-0.0046 *** (0.0009)	23.2841
0.75	-0.0283 *** (0.0046)	-0.0267 *** (0.0116)	94.2324	-0.0016 (0.0041)	5.7676
均值	0.0165 *** (0.0032)	0.0100 *** (0.0028)	60.8848	0.0064 * (0.0039)	39.1152

	个人主观因素				
	总差异	禀赋差异	影响度（%）	系数差异	影响度（%）
沿海—城乡差异					
0.25	-0.0048 * (0.0029)	-0.0020 (0.0020)	41.7251	-0.0028 ** (0.0013)	58.2749
0.5	-0.0135 *** (0.0011)	-0.0049 (0.0023)	36.1866	-0.0086 ** (0.0034)	63.8134
0.75	-0.0269 *** (0.0015)	-0.0101 *** (0.0026)	37.4150	-0.0168 *** (0.0027)	62.5850
均值	0.0130 *** (0.0039)	0.0050 (0.0037)	38.5419	0.0080 *** (0.0019)	61.4581
内陆—城乡差异					
0.25	-0.0103 *** (0.0016)	-0.0052 *** (0.0011)	50.0389	-0.0051 *** (0.0012)	49.9611
0.5	-0.0202 *** (0.0020)	-0.0075 *** (0.0018)	37.1200	-0.0127 *** (0.0025)	62.8850
0.75	-0.0288 *** (0.0058)	-0.0113 *** (0.0024)	39.3690	-0.0174 *** (0.0029)	60.6310
均值	0.0165 *** (0.0036)	0.0073 ** (0.0037)	44.0951	0.0092 *** (0.0018)	55.9043

注：影响度的计算公式同表 5-6。

从总差异结果角度看，无论是引入客观环境因素还是个人主观因素，在每个分位点处，内陆地区的城乡差异程度均大于沿海地区的城乡差异程度。均值回归分解结果得到的结论与上述相同。从 MM 分解详细结果来看，在客观环境因素方面，除内陆地区 0.25 分位点外，无论是沿海地区还是内陆地区，禀赋差异明显远超过系数差异。再次证实我国地区限制、"城乡二元结构"制度均是导致客观环境因素存在差异，进而造成中老年人健康水平存在差异的重要方面。根据系数差异结果，假设城镇与农村之间具有相同的初始禀赋，那么客观环境因素给其健康带来的影响差异就不会那么大；在个人主观因素方面，得到的结论与前者相反。具体表现在，无论是沿海还是内陆地区，相比于禀赋差异，系数差异造成的影响更为重要，且随着分位点的增加，系数差异也逐渐增大。假设城镇中老年人和农村中老年人即使最初拥有相同的个人主观因素，但通过后续个人主观努力也会导致健康存在差异。针对个人主观因素造成的差异，政府部门不应该伸出"看得见的手"，应该是根据个人的努力程度得到相应的健康回报。

5.3.5　稳健性检验

为进一步验证社区所包含的公共服务设施、活动场所设施和环境设施等是否是引起城镇和农村健康不平等差异的原因之一。本章使用了 2011 年 CHARLS 社区数据库，再次使用 MM 分解方法，使用死亡率来衡量健康水平，对上述城乡差异进行进一步分解。同时选择了相应的控制变量，具体包括：城镇人口比重、65岁以上的老年人口比重、少数民族户数比重、社区平均教育年限、社区医疗机构的总个数、参保住户的增加比例、社区的保障种类（失业补助、贫困补助、老年补助等）、社区人均可支配收入和重大自然灾害变量。于是，本章使用不同数据、不同计量方法来对上述结论的稳健性进行检验，具体检验过程如下：

（1）内生性检验及工具变量的选择

在进行 MM 分解前，为确保实证结果的一致性，本章对保障种类变量的内生性进行了探讨。主要原因在于，我国现有的医疗保障体系下，社会保障和医疗保险均属于自愿参保，那么是否参保就是个人选择问题，取决于自身健康意识（薛新东和建晓晶，2015），这便会产生"逆向选择"问题，即身体越健康的居民越不愿支付更多的费用参保（Cutler 和 Zeckhauser，1998），而那些身体状况较差的居民更愿意参保。更极端的情况下，身体状况极差的居民丧失劳动能力后，收入难以保证，选择参保的概率降低，即健康状况会影响参保。可见，保障与健康之间可能存在着反向的因果作用关系。因此初步判断保障种类（Sec）可能存在内生性问题。

于是，本章采用 Kim 和 Muller（2013）提出的分位数回归内生性检验方法——Huasman 检验来验证 Sec 这一变量是否存在内生性（见表 5 - 8）。但检验内生性的前提是找到合适的工具变量。根据选取工具变量满足的条件以及数据的可获得性。本章选取了三个工具变量：一是社会保障政策施行的时间（V1）。政策制定行为是政府部门从宏观视角实施的，制定的时间属于客观事实，与社区居民的健康状况无关，外生性得以满足。二是社区居民保障金最大领取率（V2）。对于社区居民来说，"是否参保"行为已成为既定的事实。可参保种类较多，社区中并非所有居民均领取了保障金。本章计算出各种保障中领取比率，取最大数值作为工具变量。社区的死亡率是也已是既定事实，同一时间下是否领取保障金行为对死亡率不会产生影响，而应对该社区未来的死亡率有影响，外生性得以满足。三是社区保障金总领取率（V3），将所有保障种类对应的保障金领取率相加得到。与 V2 的含义相类似，V3 代表该社区保障惠及的总范围。由于 V2 和 V3 衡量的均是领取率，且两者之间有较强的相关性（Pearson 相关系数为 0.9292），不可同时作为工具变量进入内生性检验的回归方程中。为了保证工具变量选取的可靠性，在内生性检验之前，首先要进行弱工具变量检验。本章使用 Stock 和 Yogo（2005）给出的弱工具变量检验方法，检验结果见表 5-8。

表 5-8　　　　　　　　弱工具变量检验和内生性检验

工具变量	弱工具变量检验		内生性检验	
	Cragg-Donald 统计量	Stock-Yogo 临界值	分位点	卡方统计量
V1	15.90	16.38（10%）	0.1	374.5655 ***
V2	1.77	5.53（25%）	0.3	343.5005 ***
V3	33.41	16.38（10%）	0.5	193.6972 ***
V1、V2	8.77	11.59（15%）	0.7	380.8272 ***
V1、V3	23.99	19.93（10%）	0.9	252.1701 ***

从弱工具变量检验结果来看，通过对比 Cragg-Donald 统计量和 Stock-Yogo 临界值可知，仅 V3 单独作为工具变量或 V1 和 V3 联合作为工具变量时，才会拒绝弱工具变量检验。为了能够更为全面地找到工具变量，最终选定 V1 和 V3 联合作为工具变量；从分位数内生性检验结果可知，在 5% 的显著水平下，本章选取的 5 个分位点处均保障变量存在显著的内生性。因此，后续的分

析中应使用工具变量法。

（2）城乡社区健康不平等分解——基于两阶段分位数回归的 MM 分解

为了进一步分析这两种差异哪一个更为重要，从整个分布角度出发，在区间 [0.05，0.95] 上取 5 个分位点进行分析。在进行分解之前，首先要构造一个反事实分布，一般反事实分布的定义方式有两种：一是在假设农村居民拥有和城镇居民一样的解释变量情况下，估计出农村居民死亡率；二是在假设城镇居民拥有和农村居民一样的解释变量情况下，估计出城镇居民的死亡率。虽然两者定义的对象不同，但是以往的实证结果发现，分别利用两个反事实分布进行回归后的结果并没有太多的差异（李任玉等，2015），而且本章研究的重点是城乡二元结构下居民死亡率的差异，主要是以城市为对比基准，找出能够改善农村居民死亡率的方面。基于以上两点，以下研究中所用的反事实分布采用第一种定义。

从表 5-9 中两阶段分位数回归的 MM 分解可以明显看出，对数死亡率所对应的总体差异在 5 个分位点处均通过了显著性检验，即有足够理由相信城镇和农村居民死亡率之间存在差异。不仅如此，随着分位点的逐渐增加，这种总体差异性在逐渐减少，由 54.24% 下降到 21.50%。这意味着在较低死亡率处，对死亡率有影响的解释变量在城乡之间存在的差异较大。为了深入探究不可观测的系数差异和可观测的禀赋差异，哪一个是造成差异存在的主要原因，将总体差异按照模型（5-14）分解成系数差异和禀赋差异。除 0.1 分位点外，其余 4 个分位点处，禀赋差异和系数差异均通过统计检验。而且通过绝对贡献算法计算的差异影响度发现，在每个分位点处，禀赋差异对总差异作用均大于系数差异对总差异的作用，即禀赋差异是导致城镇与农村之间死亡率存在差异的重要原因。可被观测到这种禀赋差异实际上是当农村居民与城镇居民拥有一样初始特征时，估计出来的农村社区居民的健康水平。农村居民即使拥有了与城镇居民一样的特征，农村居民的死亡率仍然高于城镇居民的死亡率。这与微观数据下所得到的结论相同。

表 5-9 工具变量分位数分解结果

分位点	总差异	禀赋差异	禀赋差异影响度	系数差异	系数差异影响度
0.1	0.5424 *** (0.0712)	0.4668 *** (0.1609)	86.0619	0.0756 (0.0606)	13.9381
0.3	0.4800 *** (0.0224)	0.3230 *** (0.1430)	67.2917	0.1570 *** (0.0496)	32.7083
0.5	0.4136 *** (0.0171)	0.2738 *** (0.1357)	66.1992	0.1398 *** (0.0419)	33.8008
0.7	0.3313 *** (0.0171)	0.2483 *** (0.1029)	74.9472	0.0830 *** (0.0361)	25.0528
0.9	0.2150 *** (0.0212)	0.1785 *** (0.0849)	83.0233	0.0365 *** (0.0176)	16.9767

（3）城乡社区健康不平等分解——基于 RIF 回归单项特征分解

为了重点考察健康城乡差异中生活性基础设施的作用，本章又通过 RIF 回归的单项特征分解方法对上述问题进行探究。MM 分解只是从整体影响因素方面对城乡进行分解。与 MM 分解不同，RIF 分解不仅可以从总体角度对死亡率进行城乡差异分解，同时也可以对单变量进行差异分解（Firpo 等，2007）。但最初 RIF 分解方法存在缺陷，该方法并不能解决内生性问题。然而，内生性检验结果已表明保障变量存在显著内生性。为了解决内生性，本章在原始 RIF 回归分解的基础上，结合两阶段分位数回归思想进行改进，即在 RIF 回归之前首先利用工具变量和所有解释变量与保障变量进行分位数回归，然后将所得到的保障估计量作为 RIF 回归中保障的替代变量。最后，在两个回归基础上，使用 Blinder-Oaxaca 分解。为了能够与上述分解结果进行对比，此处分解方法仍然使用两层分解，即将总差异分解成禀赋差异和系数差异。在单项分解方面，本章将解释变量划分为四类，分别考察生活性基础设施、社会人口学方面、医疗、保险和保障，其他方面在城镇和农村两个子样本间的禀赋差异和系数差异对死亡率差异的贡献情况。同样选取了与上述相同的 5 个分位点，具体分解结果见表 5 - 10。

表 5 - 10　　基于 RIF 和 TSQR 回归的分解结果

	变量	Q0.1	Q0.3	Q0.5	Q0.7	Q0.9
	总差异	0.5695 *** (0.0697)	0.4921 *** (0.0595)	0.3999 *** (0.0459)	0.3440 *** (0.0537)	0.1691 *** (0.0623)
禀赋差异	总效应	0.3852 *** (0.1881)	0.2924 ** (0.1374)	0.2407 ** (0.1174)	0.2939 *** (0.1135)	0.1282 ** (0.0758)
	生活性基础设施	0.3108 *** (0.1131)	0.3853 *** (0.0761)	0.2873 *** (0.0573)	0.2604 *** (0.0616)	0.1160 ** (0.0536)
	社会人口学方面	0.4529 *** (0.1686)	0.4036 *** (0.1218)	0.3355 *** (0.1003)	0.3630 *** (0.1080)	0.0658 (0.0630)
	医疗、保险和保障	0.4356 *** (0.0908)	0.4859 *** (0.0701)	0.3844 *** (0.0539)	0.3697 *** (0.0602)	0.1555 ** (0.0707)
	其他方面	0.4392 *** (0.0869)	0.4498 *** (0.0631)	0.3770 *** (0.0483)	0.3573 *** (0.0555)	0.1635 *** (0.0608)

续表

变量		Q0.1	Q0.3	Q0.5	Q0.7	Q0.9
总差异		0.5695 ***	0.4921 ***	0.3999 ***	0.3440 ***	0.1691 ***
		(0.0697)	(0.0595)	(0.0459)	(0.0537)	(0.0623)
系数差异	总效应	0.1844 **	0.1997	0.1592 *	0.0501	0.0410 **
		(0.0708)	(0.1249)	(0.1096)	(0.1012)	(0.0224)
	生活性基础设施	0.2587 ***	0.1068 **	0.1125 ***	0.0836 **	0.0531 **
		(0.0818)	(0.0508)	(0.0397)	(0.0379)	(0.0203)
	社会人口学方面	0.1166	0.0885	0.0644	−0.0190	0.1034 ***
		(0.1520)	(0.1069)	(0.0905)	(0.0954)	(0.0336)
	医疗、保险和保障	0.1339 **	0.0063	0.0154	−0.0257	0.0136
		(0.0529)	(0.0425)	(0.0318)	(0.0317)	(0.0407)
	其他方面	0.1303	0.0423	0.0228	−0.0133	0.0057
		(0.0478)	(0.0282)	(0.0218)	(0.0205)	(0.0164)

从单变量分解的角度出发，在整个分布上，可知无论是禀赋差异还是系数差异，生活性基础设施方面均是造成城乡死亡率存在差异的重要原因。详细来看，一方面，城乡之间活动场所设施对健康影响的禀赋差异大于系数差异，这再一次验证了农村地区的生活性基础设施建设较为落后；另一方面，生活性基础设施作用健康的城乡差异中的禀赋差异随着分位点的提高而减小，这说明在死亡率较低、社会居民健康水平较高时，加强农村社区活动场所设施建设能够在一定程度上缩小城乡间的健康差异。从总体差异的角度看，运用 RIF 回归分解方法得到的总差异情况与 MM 分解的结果一致。随着分位数的增加，总差异逐渐下降，由 56.95% 下降到 16.91%。禀赋差异和系数差异结果与 MM 分解的结果类似，在 5 个分位点处禀赋差异对城乡死亡率的影响程度均大于系数差异对其影响，且禀赋差异的影响程度约是系数差异影响程度的 2 倍。综合分析可知，基于 RIF 和 TSQR 回归的分解结果与上述的 MM 分解结果一致，说明得到的结论具有较好的稳健性。

第6章 主观努力因素对中老年人健康机会不平等的影响

　　第5章主要证实在事前补偿原则视角下我国老年人健康水平是否存在机会不平等的现象，以及测算我国老年人城乡间、地区间健康机会不平等的程度。然而，针对如何缩小健康机会不平等差距这一问题的研究，从国内外现有研究来看，对于回报原则下的机会不平等主要集中在收入方面，而在健康经济学领域的研究中尚未展开。从收入分配研究视角出发，Marrero 和 Rodríguez（2013）认为，由努力因素导致的收入不平等同样值得关注，并将其称为"努力不平等"。原因在于，以往研究视角关注的仅是导致不平等原因的合理性，即相同环境因素下，个人努力不同导致的不平等程度不同是可以被人们接受的。龚锋等（2017）从"事后"视角出发，通过非参数测度方法测算出我国50后、60后、70后和80后的收入机会不平等程度为35%～43%。但是当引入努力因素后，尤其是个人的努力达到最大值时，以上四类人群的收入机会不平程度均会出现下降。上述研究结论表明通过提高个人努力因素可以缩小机会不平等，即努力因素可以成为缩小收入机会不平等的重要方面。

那么，在健康经济学领域中，研究健康的机会不平等同样可扩展到"努力因素"上。通过提高个人努力因素是否能缩小健康的机会不平等程度？若上述问题的答案是肯定的，那么"努力因素"缩小健康机会不平等的程度为多少？此外，使用什么样的实证方法研究上述两个问题较为合适？带着以上三个问题，本章将依次展开研究，重点挖掘出缩小健康机会不平等的政策工具。同时，结合第 4 章健康生产函数需要满足的均衡条件对应式（4-33），后续实证分析中应考虑客观环境因素对于主观努力因素的影响。

6.1 主观努力因素缩小健康机会不平等的路径

第 5 章已经证实，我国老年人的健康状况的确存在机会不平等的现象，尤其是城乡间、地区间均存在机会不平等的现象。如何缩小健康机会不平等程度，这一问题值得社会职能部门广泛关注。为能够清晰地探究缩小健康机会不平等的具体办法，图 6-1 给出了缩小健康机会不平等的两条路径。这两条路径来源于 Roemer（2000）的机会平等理论，造成机会不平等的因素主要划分为客观环境因素和个人主观努力因素。于是，缩小机会不平等的路径与上述因素相互对应。路径具体内容如图 6-1 所示。

一方面，缩小健康机会不平等主要责任方在政府部门。假设个体之间付出的努力相同，在不同的客观环境状况①下，处于好

---

① 本章中"好"的客观环境因素与"坏"的客观环境因素是相对概念。

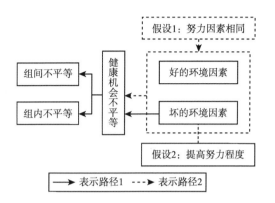

图 6 - 1　个体努力因素作用机会不平等的路径

的客观环境的个体与处于坏的客观环境的个体之间的健康水平会
存在差异。换言之，处于好的客观环境的个体健康水平会大于处
于坏的客观环境的个体健康水平，将其称之为"健康的组间机会
不平等"。与此相对应的便是组内机会不平等。具体可以表述成：
处于好的客观环境的个体之间的健康水平亦会存在差异，处于坏
的客观环境的个体之间的健康水平亦会存在差异。综上就形成了
缩小健康机会不平等的路径 1，政府部门可利用宏观调控手段改
善个体间的客观环境状况，缩小好坏环境间的差异，进而缩小老
年人之间的健康不平等程度。

　　另一方面，将个体自身看作是缩小健康机会不平等的责任
方，从缩小组间健康不平等视角出发，假设处于坏的客观环境的
个体，通过提高个体的努力程度（如体育锻炼、吸烟、饮酒等因
素）来改善健康水平，从而缩小与处于好的环境因素的老年人之
间的健康机会不平等程度，这就形成图 6 - 1 中的路径 2。提出路
径 2 的缘于努力不平等的定义，最早来源于 Marrero 和 Rodríguez
（2013）对收入努力不平等的定义。具体含义为，由努力因素导

致的收入不平等。他们认为，在不同的客观环境下，个人的结果存在差异性。但是经过个人后天的努力可以促使结果变得更好，该种途径同样可以缓解不平等程度。于是，接下来本章将重点验证主观努力因素是否可以成为降低健康机会不平等程度的途径。

6.2　研究思路及计量模型的建立

6.2.1　研究思路

为研究努力因素对健康的机会不平等的影响，应分别从研究对象、研究准则和测度方法三个方面进行界定。首先，关于研究对象，本章设定为 45 岁及以上的中老年人。因个体间的健康状况、所处的环境状况以及每个人的努力程度均存在很大的差异，于是，本章将研究对象设定为中老年人整体水平。研究问题锁定为：中老年人提高主观努力程度时，其整体健康机会不平等程度是否会缩小。但值得注意的是，努力提高何种程度才算是达到了最高呢？这个问题在后续的计量经济学建模中予以解答。其次，关于研究准则，目前有关于补偿的研究主要是事后补偿或事前补偿（Ramos 和 Van，2012；吕光明等，2014）。由于本章主要是探究努力因素对于健康机会不平等的作用，一方面要获取努力因素的信息；另一方面要关注当个体努力程度相同时，需补偿个体间由于环境因素造成的结果不平等。于是，本章研究准则为事后补偿原则。关于测度方法，对于机会不平等的测度主要包括：Ferreira 和 Gignoux（2011）划分的参数方法和非参数方法，Fleurbaey 和 Peragine（2009）提出的事前估计方法和事后估计方法。但是现有研究中有关于努力因素对于机会不平等的测度分析仅限于龚锋等（2017）提出的事后估计与"非参数"方法相结合的方法，并将其应用到收入机会不平等的研究中。于是，本章的测度方法是借鉴 Ferreira 和 Gignoux（2011）、Chechi 和 Peragine（2010）等的"非参数"估计方法。

6.2.2　计量建模过程

在研究对象、研究准则和测度方法确定后，研究问题就转化为：①在客观环境因素不变的情况下，通过提高努力程度是否可以改善健康水平？②在客观环境因素不变的情况下，通过提高努力程度是否能缩小健康水平机会不平等程度？为了解决上述两个问题，本章的具体计量建模过程如下：

第一步，在第 5 章的基础上，按照 Roemer（1998）提出的机会平等理论框架，同样将影响健康水平（H_i）的因素划分成两个部分 $H_i = H(C_i, E_i)$，其中，C_i 为客观环境因素，E_i 为个人主观努力因素。

第二步，对可观测到的主观努力因素（E_i）进行聚类分析，按照样本以及努力因素变量的实际情况，将样本划分成 M 个群组，即将个体健康水平序列 $\{H_i, i = 1, \cdots, N\}$ 划分成了 M 个子群组序列 $\{H_i\} = \{H^1, H^2, \cdots, H^M\}$。于是，$\{H_i^m\}$ 表示第 m 个群组对应的健康水平序列，全样本量 $N = N_1 + N_2 + \cdots + N_M$，$N_m$ 代表第 m 个群组的样本量。据此，通过聚类分析方法得到的群组内部努力程度是相同的，而不同群组之间的努力程度是不同的。

第三步，构造健康水平的反事实分布。本章的反事实构造方法借鉴龚锋等（2017）的思想，利用倾向匹配得分（PSM）方

法。具体步骤为:

①最高努力水平的界定。根据第一步中获取的可观测的个人主观努力因素（E_i），计算出每个群组中努力因素的平均值 $\bar{E}^m$，通过 $\bar{E}^* = \max\{\bar{E}^1, \bar{E}^2, \cdots, \bar{E}^M\}$ 找出努力因素平均值最大的群组 m^*。于是，将该组定义为最高努力水平的群组 m^*，剩余的 $(M-1)$ 个群组对应的 $\{\bar{E}^j, j = 1, 2, \cdots, (M-1)\}$ 均小于 $\bar{E}^*$。

②倾向匹配得分模型的构造。首先，设定控制组和处理组，分别将群组 m^* 的样本与其余 $(M-1)$ 个群组的样本进行汇总，形成 $(M-1)$ 个新的子群组且均包含了群组 m^* 中的样本。于是，对于每个新的子群组来说，群组 m^* 的样本作为控制组，剩余部分为处理组。其次，利用上述新的子群组人工生成虚拟变量 D^j，当 $D^j = 1$ 时，意味着样本来源于参照组；当 $D^j = 0$ 时，意味着样本来源于处理组。现实中，个人主观努力因素往往会受到客观环境因素的影响（陈东和黄旭峰，2015）。于是，将 D^j 看作被解释变量，利用二元 logistic 回归模型来估计环境因素对努力程度的选择影响效应，模型的具体计量形式为：

$$P(D^j = 1 \mid C_i^j) = \frac{\exp\left(\alpha_0^j + \sum_{\varphi=1}^{\psi} \alpha_\varphi^j C_i^{\varphi j} + \varepsilon_i^j\right)}{1 + \exp\left(\alpha_0^j + \sum_{\varphi=1}^{\psi} \alpha_\varphi^j C_i^{\varphi j} + \varepsilon_i^j\right)} \qquad (6-1)$$

其中，$\varphi \in \{1, 2, \cdots, \psi\}$，$\psi$ 表示第 j 个新的子群组中可观察到的客观环境因素（C_i^j）的个数，那么，$C_i^j = \{C_i^{1j}, C_i^{2j}, \cdots, C_i^{\psi j}\}$，$j = 1, 2, \cdots, (M-1)$，$\alpha_0^j$ 为常数项，ε_i^j 表示不可观测到的随机误差项；最后，通过对模型（6-1）进行估计得到估计值 $\hat{P}(D^j = 1 \mid C_i^j)$ 作为倾向得分。

③健康水平反事实分布的构建。将个体健康水平（H_i）作为被解释变量，利用匹配估计方法将控制组中的健康水平与处理组的健康收入水平进行匹配估计，从而形成新的群组。通过上述 PSM 建模过程可知：一是相似的匹配得分，使得匹配后群组的客观环境因素与处理组的客观环境因素相同；二是在健康水平来自控制组的前提下，控制组的努力水平是最高的，因此，匹配后群组的努力因素与控制组的努力因素相同且为最高努力水平。从上述匹配过程可以得到健康水平反事实分布的内涵：在客观环境因素保持不变的情况下，处于低努力程度群组的个体通过提高努力程度，将达到最高努力水平时所拥有的健康水平。

第四步，健康机会不平等的测度。利用不平等指数以及分解方法，可以将健康不平等拆分成两部分：组内健康不平等和组间健康不平等。本章使用泰尔指数来分解健康不平等（Calo-Blanco 和 García-Pérez，2014；龚锋等，2017）。泰尔指数的主要优势在于：泰尔指数实际上是广义熵指数的一种特殊情况，与其他概要不平等测度指数相比，熵的测量方法适用于结果之间不均等分配的测度，老年人群体不同年龄、性别等的健康分布会呈现不均等分布现象，于是，使用泰尔指数来衡量健康不平等更为合理。泰尔指数的公式为：

$$T^H = \frac{1}{N}\sum_{i=1}^{N}\frac{H_i}{\bar{H}}\left[\ln\left(\frac{H_i}{\bar{H}}\right)\right] = \sum_{i=1}^{N}\frac{H_i}{N\bar{H}}\left[\ln\left(\frac{H_i}{\bar{H}}\right)\right] = \sum_{i=1}^{N}l_i\left[\ln\left(\frac{H_i}{\bar{H}}\right)\right]$$

$$(6-2)$$

其中，$l_i = \dfrac{H_i}{N\bar{H}}$ 代表着个体的健康所占的份额，将所有份额相加总和为 1，$\sum_{i=1}^{N}l_i = 1$。所以，可以将式（6-2）中的 l_i 看作是概率。式（6-2）中健康水平与平均健康水平的比值 $\dfrac{H_i}{\bar{H}}$ 是基本元素，健康水平比值确保了泰尔指数具有与尺度无关的性质。

接下来，利用泰尔指数可分解这一性质，将总泰尔指数（T^H）分解为组内健康泰尔不平等指数（T^W）和组间健康泰尔不平等指数（T^B）具体分解公式（龚锋等，2017）：

$$
\begin{aligned}
T^H = T^B + T^W &= \sum_{m=1}^{M}\left[\frac{N_m}{N}\frac{\bar{H}^m}{\bar{H}}\ln\left(\frac{\bar{H}^m}{\bar{H}}\right)\right] \\
&+ \sum_{m=1}^{M}\left\{\frac{N_m}{N}\frac{\bar{H}^m}{\bar{H}}\ln\left(\frac{\bar{H}^m}{\bar{H}}\right)\cdot\frac{1}{N_m}\sum_{i=1}^{N_m}\frac{H_i^m}{\bar{H}^m}\left[\ln\left(\frac{H_i^m}{\bar{H}^m}\right)\right]\right\}
\end{aligned}
\tag{6-3}
$$

通过式（6-2）将总泰尔指数（T^H）进行了两步分解。为书写方便，设定 T^m 为第 m 个群组的泰尔不平等指数，具体计算公式为：

$$
T^m = \frac{1}{N_m}\sum_{i=1}^{N_m}\frac{H_i^m}{\bar{H}^m}\left[\ln\left(\frac{H_i^m}{\bar{H}^m}\right)\right]
\tag{6-4}
$$

其中，H_i^m 表示第 m 个群组中每个个体 i 的健康水平，$\bar{H}^m$ 表示第 m 个群组中健康水平的平均值，$\bar{H}$ 表示全样本健康水平的平均值，N_m 表示第 m 个群组的样本个数，$m\in\{1,2,\cdots,M\}$。于是，上述分解公式可以简化为：

$$
T^H = \underbrace{\sum_{m=1}^{M}\left[\frac{N_m}{N}\frac{\bar{H}^m}{\bar{H}}\ln\left(\frac{\bar{H}^m}{\bar{H}}\right)\right]}_{PartA} + \underbrace{\sum_{m=1}^{M}\left[\frac{N_m}{N}\frac{\bar{H}^m}{\bar{H}}\ln\left(\frac{\bar{H}^m}{\bar{H}}\right)\cdot T^m\right]}_{PartB}
\tag{6-5}
$$

通过式（6-5）的具体含义来看，*PartA* 既为组间健康不平等也为努力不平等，原因在于：通过第二步的聚类后，不同群组间的努力程度不同，进而健康不平等的根源来自努力程度。因此，将组间健康不平等界定为努力不平等。$PartB$ 既为组内健康不平等也为机会不平等，原因在于：通过第二步的聚类后，处于同一群组内部个体的努力程度相同，进而健康不平等的根源来自客观环境因素，因此，将组内健康不平等界定为机会不平等。

第五步，反事实健康水平的机会不平等测度。由第三步中的③中分别得到（$M-1$）个群组对应的健康水平反事实分布 $\{\tilde{H}^j, j=1,2,\cdots,(M-1)\}$，将以上（$M-1$）组健康水平与群组 m^* 中的健康水平进行重新组合，最终形成反事实健康水平分布 $\tilde{H}$。在此基础上，再次使用泰尔指数来测算反事实健康水平的机会不平等程度（$T^{\tilde{H}}$），具体公式为：

$$T^{\tilde{H}} = \frac{1}{N} \sum_{n=1}^{N} \frac{\tilde{H}_i}{\tilde{H}} \left[\ln\left(\frac{\tilde{H}_i}{\tilde{H}} \right) \right] \tag{6-6}$$

第六步，验证在客观环境因素不变的情况下，通过提高努力程度是否可以改善健康水平这一问题。将第三步得到的健康水平反事实分布 $\{\tilde{H}_i\}$ 与样本健康水平原序列 $\{H_i\}$ 进行作差分析，由于本章研究对象是总体努力程度而非单个个体，因此，可以使用两个各自平均值之差（Γ）作为验证提高努力程度是否可以改善健康水平的标准，具体公式为：

$$\Gamma = \overline{\tilde{H}} - \overline{H} = \frac{1}{N} \sum_{i=1}^{N} \tilde{H}_i - \frac{1}{N} \sum_{i=1}^{N} H_i \tag{6-7}$$

其中，$\overline{\tilde{H}}$ 为健康水平反事实分布的平均值，$\overline{H}$ 为原健康水平序列的平均值。当 $\Gamma > 0$ 时，存在关系 $\overline{\widetilde{H}} > \overline{H}$，这意味着通过提高努力水平改善健康水平；当 $\Gamma \leq 0$ 时，存在关系 $\overline{\widetilde{H}} \leq \overline{H}$，这意味着通过提高努力水平没有改善健康水平。同时也可以使用相对指标来测算健康水平提高的百分比情况（Γ^*）：

$$\Gamma^* = \frac{\overline{\widetilde{H}} - \overline{H}}{\overline{H}} = \frac{\dfrac{1}{N}\sum_{i=1}^{N} \widetilde{H}_i - \dfrac{1}{N}\sum_{i=1}^{N} H_i}{\dfrac{1}{N}\sum_{i=1}^{N} H_i} \tag{6-8}$$

第七步，验证通过提高努力水平是否可以改善机会不平等程度这一问题。将第四步中得到的组内健康水平泰尔指数（T^W）与第五步中得到的反事实健康水平泰尔指数（$T^{\widetilde{H}}$）进行对比分析，通常采用差值的形式来分析，得到当努力水平达到最大时，健康水平机会不平等程度缩小的绝对程度（Θ），具体公式为：

$$\Theta = T^W - T^{\widetilde{H}} \tag{6-9}$$

当 $\Theta \geq 0$ 时，存在关系 $T^W \geq T^{\widetilde{H}}$，这意味着通过提高努力水平并没有改善机会不平等程度；当 $\Theta < 0$ 时，存在关系 $T^W < T^{\widetilde{H}}$，这意味着通过提高努力水平可以改善机会不平等程度这一假设成立。同时也可以使用相对指标来测算努力水平达到最大时，健康水平机会不平等程度缩小的百分比情况（Θ^*），具体公式为：

$$\Theta^* = \frac{T^W - T^{\widetilde{H}}}{T^W} \tag{6-10}$$

6.3　主观努力因素对机会不平等的实证分析

6.3.1　变量选择及数据处理

（1）变量选取

被解释变量仍然选用"整体健康"作为衡量老年人健康水平的综合评价指标。利用 2015 年 CHARLS 数据库中 DB（身体功能障碍，包含 26 个问题）和 DC（认知和抑郁，包含 12 个问题）部分，使用 DB 来衡量身体健康层面，使用 DC 来衡量精神健康层面，具体的构造方法与第 5 章完全相同。同样利用虚弱指数构造方法获得健康指数：

$$H_i = \frac{1}{n_1 + n_2}\left(n_1 \cdot \sum_{j=1}^{n_1} q_j + n_2 \cdot \sum_{r=1}^{n_2} p_r\right) \tag{6-11}$$

其中，H_i 代表老年人整体健康指数，该数值越大说明第 i 个个体整体健康水平越差；q_j 表示身体功能维度中第 j 个问题所对应的得分，躯体健康指数为 $H_i^q = \frac{1}{n_1} \sum_{j=1}^{n_1} q_j$；$p_r$ 表示精神健康维度中第 r 个问题所对应的得分，精神健康指数为 $H_i^m = \frac{1}{n_2} \sum_{r=1}^{n_2} p_r$；$n_1$ 和 n_2 为对应问题个数，其中 $n_1 = 26$、$n_2 = 12$。

与前述研究相同，本章涉及的解释变量仍然包含两个部分：客观环境因素和主观个人努力因素（见表 6-1）。本章客观环境因素与第 5 章相同，其中使用 15 岁以前的身体状况来衡量内因及健康的初始禀赋；个人主观努力因素与第 5 章有所不同，本章所选用的努力因素主要包含生活方式因素、婚姻状况、受教育情况以及工作经验，其中生活方式因素主要包含是否吸烟、是否饮酒、是否参加社会活动、睡眠质量。以上7个努力因素在一定程度上会受到客观环境因素的影响，但是本书假定个体在很大程度上能够控制和管理自己的生活方式、婚姻状况、受教育情况以及工作经验，且个体能够为自己的"选择"行为负责。

表 6 - 1　环境因素和努力因素对应变量的描述性分析

环境因素（C）	均值 （1 占比）	标准差 （0 占比）	个人努力因素（E）	均值 （1 占比）	标准差 （0 占比）
年龄	62.9408	10.6026	婚姻状况（1 = 有配偶，0 = 没有配偶）	36.41%	63.59%
性别 1（1 = 男性，0 = 女性）	52.57%	47.43%	受教育情况	5.1456	4.2739
户籍（1 = 城市，0 = 农村）	61.52%	38.48%	工作经验	39.1574	4.1173
区域（1 = 沿海，0 = 内陆）	62.10%	37.90%	是否吸烟（1 = 否，0 = 是）	39.44%	60.56%
家（户）平均收入对数	8.4547	2.7959	是否饮酒（1 = 否，0 = 是）	32.97%	67.03%
15 岁以前的身体状况	26.02%	73.98%	是否参加社会活动（1 = 是，0 = 否）	42.70%	57.30%
厕所能否冲水（1 = 能，0 = 不能）	56.67%	43.33%	睡眠质量（1 = 好，0 = 不好）	47.07%	52.93%
是否有自来水（1 = 有，0 = 没有）	28.65%	71.35%			

（2）数据的来源及处理

与第5章所用数据相同，仍然使用中国健康与养老追踪调查（CHARLS）数据库，以2015年最新调查的截面数据为主。同样，以家（户）为单位进行研究，并将家（户）中的一个受访者作为主要研究对象。本章数据的样本量与第5章相同，仍为6 042个，也进行了同样的数据预处理。第一步，按照community-ID编号将2011年相应的调查基本背景数据与2015年的数据进行匹配，剔除死亡数据。第二步，再次使用 MissForest 的方法（Stekhoven 和 Bühlmann，2012）对缺失数据进行填补。第三步，本章在后续的讨论中，将样本划分为两个部分，一是中年人，45岁~60岁；二是老年人，61岁及以上。主要原因取决于，第一，本章中的努力因素重点考虑的是生活方式方面，退休后的老年人的生活方式可能会发生转变，有更多的时间用于休闲和锻炼，于是全样本被划分为两个部分，45岁~60岁间的中年人样本量为2 670个，61岁及以上的老年人的样本量为3 372个。第二，原则上不同年龄段的老年人所处的环境不同，努力程度不同。但是，本章使用的 PSM 方法要求样本量要足够大，若再将老年人进行划分，将会面临自由度不足的现象。

6.3.2　实证分析过程

6.3.2.1　聚类分析

为得到努力程度相同的群组，本章通过对主观努力因素，生活方式、婚姻状况、教育年限和工作经验等变量进行聚类分析。根据聚类对象不同，聚类方法可分为样本聚类和变量聚类，本章的聚类对象是样本而非变量，因此使用样本聚类方法。其中，动态聚类方法需要提前准确设定聚类的个数，而系统聚类可根据样本本身的距离来划分类别，根据系统树状图以及相异性来确定类的个数。本章选用样本聚类分析中的系统聚类分析方法。

首先，数据的标准化处理。为确保努力变量之间具有相同的量纲，使用"全距标准化"方法将教育年限和工作经验这两个连续变量进行标准化处理，将每个变量（E）除以自己的全距，全距的计算过程为最大值与最小值之差（$\max(E) - \min(E)$）。那么全距标准化后的新变量（E^{**}）为：

$$E^{**} = \frac{E}{\max(E) - \min(E)} \tag{6-12}$$

其次，聚类方法的选择。使用系统聚类分析方法中的平均联结法进行聚类分析（Everitt 等，2011），该方法较为稳健，主要是利用两组之间个体观测值的平均相异系数进行测算。本章选用的主观努力因素既包含了连续变量也包含了二元选择变量，于是利用 Gower（1971）提出的连续变量和虚拟变量混合情况下的相异性测量方法。其中，s_{ijk}表示第 K 个变量的数值，可以是二元选择变量，也可以是连续变量；δ_{ijk}表示比较变量的个数，当全部主观努力变量拿来作为比较基础，那么 $\sum_{k=1}^{v} \delta_{ijk} = v$；$\omega(x_{ik}, x_{jk})$ 表示与变量 x_{ik}，x_{jk} 相关的权重函数，i，j 表示不同的个体且 $i \neq j$，则相异性的计算公式为：

$$S_{ij} = \frac{\sum_{k=1}^{v} s_{ijk}\omega(x_{ik}, x_{jk})}{\sum_{k=1}^{v} \delta_{ijk}\omega(x_{ik}, x_{jk})} \tag{6-13}$$

　　最后，群组个数的确定。从全样本数据来看，一方面，基于客观环境因素中分类变量，主要包含了性别（1＝男性，0＝女性）、户籍（1＝城市，0＝农村）、区域（1＝沿海，0＝内陆）、年龄（中年人和老年人）。因此，对于努力因素进行分类，大约可以划分为16类。另一方面，根据聚类分析方法得到的每个群组样本量的个数（见表6-2）来看，当努力程度被划分为15组时，样本量最小的为138个；当努力程度被划分为16组时，群组14被拆分成了两个部分，样本量分别为291个和257个，群组样本量进一步缩小，最小的样本量仍为138个；当努力程度被划分为17组时，群组6被拆分成了两个部分，样本量分别为371个和1个，该聚类结果显然不合理。同时，为了确保估计结果的准确性，PSM模型要求是大样本数据，因此拆分成16类是较为合理的。此外，PSM模型中将样本重新进行组合，样本量最小值为288个；同理，无论是中年人还是老年人样本，按照客观环境因素中分类变量，性别、户籍、区域，对于努力因素进行分类至少应划分为8个群组，且群组划分的个数越多，同一群组内的努力水平越相近，群组间的努力水平差异越大。根据聚类分析方法（见表6-2）所得结果得出，中年人样本下聚成10类时，群组3被拆分成了样本量为70和50的群组；老年人样本下聚成10类时，群组3被拆分成了样本量为93和68的群组。此两种情况下，样本量较小，进行PSM估计时自由度较小，估计结果可能不准确。综合上述分析，最终全样本数据下，群组个数确定为16个组；中年人样本下，群组个数确定为9个组；老年人样本下，群组个数确定为9个组。

表 6 – 2 聚类分析后群组样本个数①

全样本			中年人				老年人			
群组数 15	16	17	群组数 7	8	9	10	群组数 7	8	9	10
群组1 884	**884**	884	群组1 816	816	**816**	816	群组1 715	715	**715**	715
群组2 720	**720**	720	群组2 537	537	**537**	537	群组2 788	788	**788**	788
群组3 636	**636**	636	群组3 127	127	**127**	70	群组3 161	161	**161**	93
群组4 616	**616**	616	群组4 —	—	—	57	群组4 —	—	—	68
群组5 391	**391**	391	群组5 296	296	**120**	120	群组5 219	219	**104**	104
群组6 372	**372**	371	群组6 —	—	**176**	176	群组6 —	—	**115**	115
群组7 —	—	1	群组7 544	306	**306**	306	群组7 395	395	**395**	395
群组8 306	**306**	306	群组8 —	238	**238**	238	群组8 411	411	**411**	411
群组9 280	**280**	280	群组9 200	200	**200**	200	群组9 683	391	**391**	391
群组10 274	**274**	274	群组10 150	150	**150**	150	群组10 —	292	**292**	292
群组11 260	**260**	260								
群组12 235	**235**	235								
群组13 232	**232**	232								
群组14 548	**291**	291								
群组15 —	**257**	257								
群组16 150	**150**	150								
群组17 138	**138**	138								

注：表中粗体数值表示对应样本下最终选择的聚类个数。

6.3.2.2 机会不平等程度的测算——泰尔指数

通过聚类后，同一群组内部个体间努力因素的取值较为接

---

① 表中的群组编号与后续章节中的群组编号不同，此处是按照样本量大小进行排序后得到的群组编号。目的在于，直观看出多个分类是由少分类中哪个群组拆分而成的。

近，具有较高的同质性；不同群组间努力因素的取值差异较大。因此，在后续分析中认定群组内部个体间的努力水平相同，群组间的努力程度存在差异。在此基础上，根据公式（6－5）泰尔指数分解公式分别测算，全样本下、中年人样本下、老年人样本下健康不平等程度、健康机会不平等程度以及努力不平等程度。

表 6－3 给出了全样本下公式（6－5）中整体健康以及健康的两个维度（躯体健康和精神健康）对应的不同群组下的均值和泰尔指数。表 6－4 给出了不同样本下不同健康对应的平均值，结果显示：中年人的整体健康水平优于老年人的整体健康水平。从健康的不同维度来看，中年人的躯体健康水平明显高于老年人的躯体健康水平。然而，中年人的精神健康水平略低于老年人的精神健康水平。可见，不能单从整体健康层面来探究中年人和老年人之间的差异，而从健康的不同维度来探究中年人和老年人之间的差异尤为重要；初步可以判定老年人和中年人的健康存在不同，因此将全样本划分为中年人和老年人进行研究较为合理。

表 6－3　　　　不同群组健康状况均值及不平等程度

群组个数	均值			样本量	总泰尔指数		
	整体健康	躯体健康	精神健康		整体健康	躯体健康	精神健康
群组 1	0.2265	0.1699	0.3538	636	0.1582	0.3324	0.1563
群组 2	0.1704	0.1109	0.3044	616	0.1639	0.3796	0.1623
群组 3	0.1844	0.1116	0.3483	150	0.1367	0.3355	0.1366
群组 4	0.1579	0.0904	0.3098	138	0.1266	0.3304	0.1322
群组 5	0.1808	0.1049	0.3515	720	0.0985	0.2284	0.1219
群组 6	0.1492	0.0843	0.2953	884	0.1137	0.2491	0.1430
群组 7	0.1375	0.0772	0.2729	280	0.1167	0.2268	0.1414
群组 8	0.1579	0.0816	0.3294	235	0.1233	0.2608	0.1583

续表

群组个数	均值			样本量	总泰尔指数		
	整体健康	躯体健康	精神健康		整体健康	躯体健康	精神健康
群组 9	0.1276	0.0683	0.2611	391	0.1008	0.2090	0.1415
群组 10	0.1416	0.0795	0.2813	306	0.1048	0.2127	0.1425
群组 11	0.1692	0.0987	0.3279	274	0.1155	0.2361	0.1451
群组 12	0.1370	0.0794	0.2668	372	0.1085	0.2205	0.1577
群组 13	0.2083	0.1618	0.3130	291	0.1657	0.3733	0.1552
群组 14	0.1761	0.1202	0.3019	257	0.1690	0.3701	0.1751
群组 15	0.1651	0.1058	0.2985	232	0.1466	0.2704	0.1806
群组 16	0.1359	0.0769	0.2686	260	0.1213	0.2247	0.1526
全样本均值	0.1665	0.1037	0.3079	6042	0.1448	0.3291	0.1552

根据表 6-3、表 6-4 中的数值以及式（6-5）能够获得全样本下，整体健康、躯体健康和精神健康对应的健康不平等程度、健康机会不平等程度以及努力不平等程度。同理，利用式（6-5）可测算中年人、老年人样本下整体健康、躯体健康和精神健康对应的健康不平等程度、健康机会不平等程度以及努力不平等程度，具体结果见表 6-5。

表 6-4　　　　　不同样本下不同健康对应的均值

	全样本均值	中年人	老年人
整体健康	0.1665	0.1511	0.1787
躯体健康	0.1037	0.0793	0.1230
精神健康	0.3079	0.3128	0.3041

表 6 – 5 健康不平等及机会不平等测度分析

样本	不平等测量	整体健康	躯体健康	精神健康
全样本下	健康不平等	0.0188	0.0649	0.0054
	健康机会不平等	0.0046	0.0248	0.0004
	努力不平等	0.0142	0.0400	0.0050
	健康机会不平等占比	24.5016%	38.2844%	7.3295%
	努力不平等占比	75.4984%	61.7156%	92.6705%
中年人	健康不平等	0.0047	0.0155	0.0036
	健康机会不平等	0.0014	0.0075	0.0007
	努力不平等	0.0033	0.0080	0.0030
	健康机会不平等占比	29.8460%	48.3835%	18.3039%
	努力不平等占比	70.1540%	51.6165%	81.6961%
老年人	健康不平等	0.0173	0.0548	0.0034
	健康机会不平等	0.0048	0.0210	0.0003
	努力不平等	0.0125	0.0337	0.0030
	健康机会不平等占比	27.6374%	38.4076%	10.3311%
	努力不平等占比	72.3626%	61.5924%	89.6689%

从表 6 – 5 结果可以发现：第一，健康机会不平等存在，相比于精神健康机会不平等占比情况，躯体健康的机会不平等占比较高。具体表现在，从整体健康视角看，全样本下健康机会不平等占健康不平等的比例为 24.5016%，中年人样本下健康机会不平等占比为 29.8460%，老年人样本下健康机会不平等占比为 27.6374%；从躯体健康视角来看，全样本下健康机会不平等占健康不平等的比例为 38.2844%，中年人样本下健康机会不平等占比为 48.3835%，老年人样本下健康机会不平等占比为 38.4076%。可见，躯体健康机会不平等占比范围在 38% ~ 49%，这与收入机会不平等占收入不平等的比例大致相同（江求川等，

2014；龚锋等，2017）。机会不平等存在于健康不平等中且与收入机会不平等同样重要，健康作为福利的重要衡量标准之一，其机会不平等程度应该引起社会的重视。然而，从精神健康视角来看，全样本下健康机会不平等占健康不平等的比例为7.3295%，中年人样本下健康机会不平等占比为18.3039%，老年人样本下健康机会不平等占比为10.3311%。可见，精神健康的机会不平等程度不高，而造成精神健康不平等的主要原因在于努力不平等而非机会不平等。因此，在改善健康不平等的举措中，政府部门调控的客观环境因素能够改善躯体健康水平，但缩小精神层面的健康不平等主要责任方在于个体本身，而非政府宏观调控。

第二，中年人的健康机会不平等占比远高于老年人的健康机会不平等占比。从健康不平等绝对值来看，老年人的整体健康不平等程度和躯体健康不平等程度均明显高于中年人的整体健康不平等程度和躯体健康不平等程度。但中年人的健康机会不平等占比远高于老年人的健康机会不平等占比。综合来看，无论是从整体健康视角还是躯体健康视角，我国中老年人健康机会不平等程度依然较高，应该引起重视。那么，在提高中老年人健康水平的同时，如何缩小健康机会不平等程度已然成为新的问题。

6.3.2.3 健康水平反事实分布的构造

为解决上述提出的问题，缩小健康不平等程度主要可以从客观环境因素和个人主观努力因素两方面着手。本书的第5章已经重点研究了客观环境因素对减少不同地区的中老年人健康不平等程度的措施和方法。为缩小健康机会不平等程度，接下来将从个体主观努力因素方面着手，深入探究个体努力程度对于缩小健康机会不平等是否有贡献。具体实证分析过程如下：

（1）最高努力水平的界定

为了确定最高努力水平所在的群组。首先，分别计算全样本下 16 个群组，中年人样本下 9 个群组，老年人样本下 9 个群组中是否吸烟、是否饮酒、是否参加社会活动、睡眠质量、婚姻状况、受教育情况以及工作经验等 7 个努力变量的平均值；其次，按照 7 个努力变量的先后顺序依次进行排序；最后，根据表 6 – 6 的结果分别选出全样本、中年人样本和老年人样本对应的努力程度最大的群组。

表 6 – 6　　　　　　　　努力因素均值结果

样本	群组	是否吸烟（占比）	是否饮酒（占比）	睡眠质量（占比）	社交活动（占比）	婚姻状况（占比）	教育水平（均值）	工作经验（均值）
全样本	群组 1	0	0	0	0	0.4371	0.1709	1.8332
	群组 2	0	0	0	1	0.6201	0.2258	1.8115
	群组 3	0	1	0	0	0.5667	0.2359	1.8695
	群组 4	0	1	0	1	0.6667	0.2512	1.8630
	群组 5	0	0	1	0	0.5458	0.2563	1.7988
	群组 6	0	0	1	1	0.6403	0.3155	1.7647
	群组 7	0	1	1	1	0.7893	0.3786	1.7963
	群组 8	0	1	1	0	0.6723	0.3660	1.8229
	群组 9	**1**	**1**	**1**	**1**	**0.7775**	**0.3859**	**1.9208**
	群组 10	1	1	1	0	0.7614	0.3876	1.9527
	群组 11	1	0	1	0	0.6496	0.2966	1.9508
	群组 12	1	0	1	1	0.7097	0.3141	1.9341
	群组 13	1	0	0	0	0.5498	0.2390	1.9804
	群组 14	1	0	0	0	0.6732	0.2724	1.9909
	群组 15	1	1	0	0	0.6724	0.2711	1.9713
	群组 16	1	1	0	0	0.7654	0.3226	1.9712

续表

样本	群组	是否吸烟（占比）	是否饮酒（占比）	睡眠质量（占比）	社交活动（占比）	婚姻状况（占比）	教育水平（均值）	工作经验（均值）
中年人	群组 1	0	0	1	0.6042	0.7414	0.3630	1.6797
	群组 2	0	0	0	0.5642	0.7039	0.2822	1.7163
	群组 3	0	1	0	0.5512	0.7480	0.3202	1.7454
	群组 4	0	1	1	0	0.7417	0.4301	1.7024
	群组 5	0	1	1	1	0.8523	0.4214	1.6742
	群组 6	**1**	**1**	**1**	**0.6078**	**0.8137**	**0.4517**	**1.7663**
	群组 7	1	0	1	0.6008	0.7689	0.3845	1.7735
	群组 8	1	1	0	0.5400	0.7800	0.3636	1.8169
	群组 9	1	1	0	0.5000	0.7867	0.3411	1.8543
老年人	群组 1	0	0	0	0.4378	0.3944	0.1346	1.9023
	群组 2	0	0	0	0.4962	0.4492	0.2122	1.8839
	群组 3	0	1	0	0.4224	0.5093	0.1825	1.9618
	群组 4	0	1	1	1	0.6827	0.3061	2.0027
	群组 5	0	1	1	0	0.6000	0.2990	1.9487
	群组 6	1	0	0.4532	0	0.5418	0.2245	2.0294
	群组 7	1	0	0.5572	1	0.6326	0.2587	2.0440
	群组 8	**1**	**1**	**1**	**0.5243**	**0.7366**	**0.3357**	**2.0667**
	群组 9	1	1	0	0.5205	0.6815	0.2536	2.0770

注：表中粗体数值表示不同样本下努力程度最大的群组。

表 6-6 的结果显示，全样本下努力程度最大的群组是第 9 组，理由为：四个生活方式变量均是最优的（该群组内的个体均不抽烟、不喝酒、睡眠质量良好，且经常参加社交活动），77.75% 的个体有配偶，虽然教育水平和工作经验并非最优，但教育水平和工作经验均较好且均居于前三，从第 5 章的实证分析

中亦可以看出生活方式是影响健康水平的重要变量，同时生活方式是较为受个人控制且能够负责的因素。因此，7 个努力因素中重点先关注生活方式因素。按照同样的方法，中年人样本下努力程度最大的群组为第 6 组，老年人样本下努力程度最大的群组为第 8 组。

（2）PSM 模型的估计

通过上述分析，全样本、中年人样本、老年人样本下努力程度最大的群组分别为群组 9、群组 6 和群组 8。于是，分别将上述三个群组作为对照组（控制组，m^*），其余（$M-1$）个群组分别作为处理组。然后分别将群组 m^* 依次与（$M-1$）个群组进行重新组合，形成新的（$M-1$）个群组。最后，再对每个新的（$M-1$）个群组进行 PSM 估计。本章 PSM 估计方法函数为 PSMATCH2（Leuven 和 Sianesi，2003），具体细节包括：通过二元 logistic 回归模型来估计得到倾向匹配得分，权重的估计采用核密度进行估计。本章一共做了 31 个 PSM 估计方程，其中全样本的 PSM 估计方程为 15 个，中年人样本的 PSM 估计方程为 8 个，老年人样本的 PSM 方程为 8 个。

在进行匹配估计前，首先要进行匹配的平稳性检验，这是保证 PSM 估计准确性的前提条件（何婧，2016）。这就要求努力程度较低群组（处理组）与努力程度最大的群组（参照组）对于可观测的客观环境因素方面不存在明显的统计差异。表 6-7 给出了 PSM 估计对应的平稳性检验的结果，T 检验用来测度处理组和参照组在可观测的客观环境因素方面上的差异性，从 T 检验对应的 P 值结果来看，仅性别和家（户）平均收入对数变量在匹配前存在差异性，匹配后则不存在差异；从标准偏差值来看，根据 Rosenbaum 和 Donald（1983）提出验证匹配效果的标准：若匹配变量对应的标准偏差值的绝对值小于 20 时，则认为匹配效果较好。表 6 - 7 中匹配后对应的标准偏差值的绝对值均小于 10，性别、城乡、家（户）平均收入对数和是否有自来水变量的偏差幅度减小；从以往研究结果来看，性别和收入均是影响健康的重要变量（解垩，2012）。

表 6 - 7   匹配估计的平衡性检验——以全样本带的新群组 2 为例

新组群	可观测的环境因素	均值		标准偏差值	偏差减少幅度（%）	P 值（T 检验）
		处理组	参照组			
年龄	匹配前	61. 2350	62. 0150	- 7. 8000	- 28. 9000	0. 2400
	匹配后	61. 7090	62. 7140	- 10. 0000		0. 1200
性别	匹配前	0. 9514	0. 1834	245. 1000	100. 0000	0. 0000
	匹配后	0. 9493	0. 9493	0. 0000		1. 0000
城乡	匹配前	0. 3683	0. 3864	- 3. 7000	88. 0000	0. 5650
	匹配后	0. 3653	0. 3675	- 0. 4000		0. 9510
15 岁以前身体状况	匹配前	0. 7519	0. 7468	1. 2000	- 47. 3000	0. 8540
	匹配后	0. 7600	0. 7676	- 1. 8000		0. 8070
家（户）平均收入对数	匹配前	9. 1403	8. 1276	37. 1000	97. 7000	0. 0000
	匹配后	9. 0814	9. 1047	- 0. 9000		0. 8910
沿海	匹配前	0. 3990	0. 4075	- 1. 7000	- 207. 9000	0. 7890
	匹配后	0. 3787	0. 4048	- 5. 3000		0. 4640
厕所能否冲水	匹配前	0. 4399	0. 4562	- 3. 3000	- 69. 6000	0. 6130
	匹配后	0. 4373	0. 4649	- 5. 5000		0. 4480
是否有自来水	匹配前	0. 7263	0. 7646	- 8. 8000	64. 9000	0. 1720
	匹配后	0. 7333	0. 7199	3. 1000		0. 6810

综合上述分析，本章所选择的可观测的客观环境因素是较为合理的，PSM 估计方法可靠，其余群组的平衡性检验结果详见附

表6-1、附表6-2和附表6-3。

公式（6-1）表明个体在选择不同努力程度时，如何受到可观测的客观环境因素的作用。通过估计31个PSM方程得到31个努力选择回归结果。全样本、中年人和老年人样本对应的努力选择结果详见附表6-4、附表6-5和附表6-6。由于表格较多，为了对比分析方便、简洁，分别将附表6-4、附表6-5和附表6-6中二元logistic回归模型回归结果中变量对应的系数绘制成图6-2（a）、图6-2（b）和图6-2（c）。其中，图6-2（a）是由15个新群组（对照组和参照组重新组合后的群组）回归系数汇总得到的，图6-2（b）是由8个新群组回归系数汇总得到的，图6-2（c）是由8个新群组回归系数汇总得到的。由此导致同一变量在不同新群组中的回归系数差异较大。本章关注的仅是回归系数的整体趋势（或变动幅度），而非单个回归系数结果。

通过图6-2可以观察到：其一，对全样本、中年人样本以及老年人样本，年龄和性别变量对努力选择的影响一致。从年龄变量来看，全样本、中年人样本以及老年人样本中大部分新群组回归系数均为负数，随着年龄的增长，选择努力程度低的概率越小，则选择努力程度高的概率越大。即随着年龄的增长，我国中老年人会投入更多的精力通过提高努力程度来提高健康水平。从性别变量来看，大部分新群组回归系数均为正数，这意味着相比男性，女性更愿意选择付出更高的努力水平。其二，中年人和老年人样本下，城乡、15岁以前身体状况和家（户）平均收入对数变量对于努力程度选择的影响不同。从城乡变量来看，对于中年人样本，很明显可以看出相对于城镇中年人，农村中年人更愿意选择付出更高的努力水平。本章使用15岁以前身体状况变量

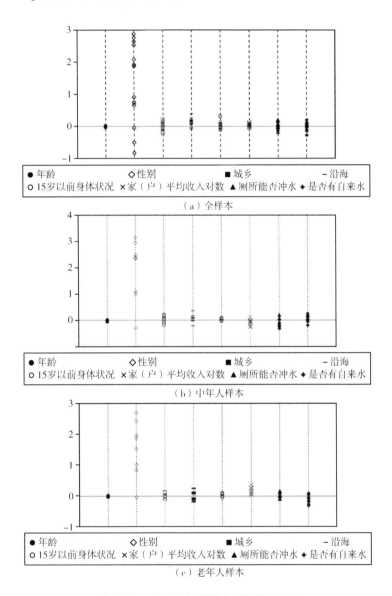

图 6-2　二元 logit 模型中系数的估计值

主要用于考察个体健康的初始禀赋，也包含了父母亲对于子女健康的部分遗传因素。从老年人样本可以看出，相对于健康初始禀赋较好的老年人，健康初始禀赋较差的老年人，在日后的生活中更愿意付出更多努力程度来改善先天的不足之处。家（户）平均收入是影响健康的重要变量，很多学者也对其进行了充分的研究。本章使用家（户）平均收入来衡量家（户）生活条件，研究结果发现：随着中年人家庭条件的提升，选择付出高努力的概率越大；相反，对于老年人来说，随着老年人家庭条件的提升，选择付出高努力的概率却越小。由此可见，将中年人和老年人的努力程度分开研究尤为重要的。对于其余可观测的客观环境因素，其系数变化幅度难以判断其选择努力程度。

将上述 31 个二元 logit 模型得到的概率水平拟合值作为倾向匹配得分，分别将整体健康水平、躯体健康水平、精神健康水平作为结果变量，对高努力群组和低努力群组进行核匹配估计，匹配出客观环境因素相似的个体，进而产生健康的反事实分布（$\tilde{H}$）。

6.3.2.4 问题的验证

在得到健康反事实分布的前提下，通过计算式（6-7）、式（6-8）、式（6-9）、式（6-10）来对本章最初提及的以下两问题进行验证。

问题 1：通过提高努力程度是否可以改善健康水平？

问题 2：通过提高努力程度是否可以改善健康的机会不平等程度？

表 6-8 分别汇报了健康反事实分布和健康真实值的均值以

及健康机会不平等程度。通过对式（6－7）、式（6－8）计算分别得到提高努力程度对于健康水平的改善程度的绝对值和相对值。表6－8中的结果显示，经匹配后努力水平达到最高的情况下，全样本、中年人样本和老年人样本对应的整体健康水平均得到明显提高。不仅如此，躯体健康水平和精神健康水平也均得到改善，提高努力水平对于躯体健康水平的改善程度比精神健康水平的改善程度高，尤其是对老年人的相对改善程度更高。由此可以得出结论，在可观测到的客观环境因素不变的情况下，通过提高努力程度能够改善健康水平，即问题1得到了验证。

表6－8　　　　问题1和问题2的验证结果

样本	健康	问题1				问题2			
		$\widetilde{H}$	$\overline{H}$	Γ	Γ^*（%）	$T^{\widetilde{H}}$	T^W	Θ	Θ^*（%）
全样本	整体健康	0.1591	0.1665	0.0074	4.4369	0.0114	0.0142	0.0028	19.6358
	躯体健康	0.0874	0.1037	0.0163	15.7521	0.0274	0.0400	0.0127	31.6297
	精神健康	0.3012	0.3079	0.0068	2.1949	0.0041	0.0050	0.0010	18.9634
中年人	整体健康	0.1468	0.1511	0.0044	2.8838	0.0022	0.0033	0.0011	32.2178
	躯体健康	0.0725	0.0793	0.0068	8.5691	0.0032	0.0080	0.0048	60.1268
	精神健康	0.3091	0.3128	0.0037	1.1868	0.0024	0.0030	0.0005	18.3333
老年人	整体健康	0.1679	0.1787	0.0108	6.0278	0.0106	0.0125	0.0019	15.3193
	躯体健康	0.1070	0.1230	0.0160	12.9814	0.0316	0.0337	0.0022	6.4371
	精神健康	0.2955	0.3041	0.0086	2.8213	0.0029	0.0030	0.0001	2.8856

表6－8还给出了健康反事实分布和健康真实值的机会不平等程度（泰尔不平等指数），通过式（6－9）、式（6－10）测算得到。实证结果表明，个体努力水平达到最高后，不仅能够改善健康水平，也能缩小健康机会不平等程度。全样本下整体健康的机会不平等程度降低了19.6358%，躯体健康的机会不

平等程度降低了 31.6297%，精神健康的机会不平等程度降低了
18.9634%。中年人和老年人样本下依然缩小了健康机会不平等
程度，但个体提高努力程度后，其对中年人健康机会不平等程
度缩小的幅度比对老年人健康机会不平等程度缩小的幅度大很
多，中年人整体健康机会不平等缩小程度约为老年人整体健康
机会不平等缩小程度的 2 倍。但从绝对数值上可以明显看出，
老年人的健康机会不平等程度比中年人的健康机会不平等程度
要高。

6.3.2.5　不同环境下努力因素对健康的作用

上述研究过程已证实，通过提升努力水平不仅能够改善健康
水平，同时也能够缩小健康的机会不平等程度。但中年人和老年
人缩小健康机会不平等的程度有所不同。Bourguignon 等（2007）
指出，努力因素往往会受到客观环境因素的影响。此外，在自由
回报原则下，第 4 章 4.2.2 部分中健康生产函数需要满足的均衡
条件对应式（4 - 33），具体内容为：投资一单位健康资本的边
际成本等于客观环境、主观努力、时间投入要素边际价格之和。
由此可见，健康资本的边际成本不仅与客观环境因素和控制因素
边际价格相关，同时与主观努力因素边际价格也相关。因此，研
究"努力因素是否也会受到客观环境的影响"尤为重要。

为了讨论客观环境因素是否会影响努力程度，将可观测到的
客观环境因素进行聚类分析，聚类方法同样采用系统聚类分析方
法中的平均联结法（Everitt 等，2011）。将环境因素划分成
"好"的环境群组和"坏"的环境群组。① 于是，中年人和老年

---

① 这里的"好"与"坏"指的是一个相对概念，而非绝对概念。

人样本均按照所处环境的"好"与"坏"被划分成了两组。在此基础上，分别计算不同样本下，不同环境下，是否吸烟、是否饮酒、是否参加社会活动、睡眠质量、婚姻状况、受教育情况和工作经验等7个努力变量的均值，并通过T检验和Wilcoxon秩和检验来验证，环境因素是否会影响努力程度。但是，在进行检验前，首先要讨论不同样本下环境因素对于健康的影响情况，具体回归结果详见表6－9。

在进行聚类分析前，首先对可观测到的客观环境因素进行标准化处理，标准化的方法为上文中的式（6－12）；然后再对其进行正向化处理，正向化的方法为取其相反数。从表6－9中回归结果发现，仅年龄变量对健康的影响为负相关，即年龄越大，中老年人的健康水平越差。因此，仅需要对年龄变量进行正向化处理。

表6－9　　　可观测的客观环境因素对健康的影响

变量	中年人			老年人		
	整体健康	躯体健康	精神健康	整体健康	躯体健康	精神健康
年龄	0.0018 ***	0.0016 ***	0.0022 ***	0.0026 ***	0.0043 ***	0.0011 **
	(0.0004)	(0.0003)	(0.0008)	(0.0003)	(0.0003)	(0.0005)
性别	－ 0.0237 ***	－ 0.0060 **	－ 0.0635 ***	－ 0.0443 ***	－ 0.0369 ***	－ 0.0609 ***
	(0.0031)	(0.0027)	(0.0070)	(0.0035)	(0.0038)	(0.0064)
城乡	－ 0.0073 **	－ 0.0006	－ 0.0249 ***	－ 0.0077 *	－ 0.0002	－ 0.0245 ***
	(0.0034)	(0.0030)	(0.0075)	(0.0040)	(0.0044)	(0.0071)
15 岁以前身体状况	－ 0.0054	－ 0.0036	－ 0.0094	－ 0.0023	－ 0.0047	0.0029
	(0.0034)	(0.0029)	(0.0078)	(0.0039)	(0.0043)	(0.0073)
家（户）平均收入对数	－ 0.0010 **	－ 0.0012 ***	－ 0.0006	－ 0.0043 ***	－ 0.0054 ***	－ 0.0019
	(0.0005)	(0.0004)	(0.0011)	(0.0009)	(0.0011)	(0.0015)

续表

变量	中年人			老年人		
	整体健康	躯体健康	精神健康	整体健康	躯体健康	精神健康
沿海	-0.0120 ***	-0.0076 ***	-0.0220 ***	-0.0150 ***	-0.0123 ***	-0.0211 ***
	(0.0031)	(0.0026)	(0.0070)	(0.0036)	(0.0038)	(0.0067)
厕所能否冲水	-0.0159 ***	-0.0125 ***	-0.0235 ***	-0.0128 ***	-0.0105 ***	-0.0182 ***
	(0.0033)	(0.0027)	(0.0075)	(0.0039)	(0.0042)	(0.0071)
是否有自来水	-0.0109 ***	-0.0107 ***	-0.0113	-0.0009	-0.0030	-0.0038
	(0.0040)	(0.0036)	(0.0087)	(0.0041)	(0.0044)	(0.0077)

注：*** 代表 1% 的显著水平，** 代表 5% 的显著水平，* 代表 10% 的显著水平。括号内数值为稳健标准差。

表 6-10 汇报了聚类的结果以及中年人和老年人样本下 8 个可观测的客观环境（年龄、性别、城乡、15 岁以前身体状况、家（户）平均收入对数、沿海、厕所能否冲水、是否有自来水）的均值，以此来划分哪个群组属于"好"环境群组，哪个群组属于"坏"环境群组。表 6-10 的结果显示，中年人样本下，均值差绝大部分为正数，由此可以判断群组 1 为"好"环境群组，群组 2 为"坏"环境群组；老年人样本下，均值差部分不为负数，由此可以判断群组 2 为"好"环境群组，群组 1 为"坏"环境群组。

表 6-10　　"好"环境和"坏"环境因素的分类

变量	中年人			老年人		
	群组 1 均值	群组 2 均值	均值差	群组 1 均值	群组 2 均值	均值差
年龄	-0.9312	-0.9391	0.0079	-1.2358	-1.2408	0.0051
性别	0.2994	0.4973	-0.1980	0.5513	0.4723	0.0790

续表

变量	中年人			老年人		
	群组1均值	群组2均值	均值差	群组1均值	群组2均值	均值差
城乡	0.7859	0.0988	0.6871	0.0173	1.0000	-0.9827
15岁以前身体状况	0.7302	0.7454	-0.0152	0.7160	0.7866	-0.0707
家（户）平均收入对数	0.6730	0.5809	0.0921	0.6112	0.6885	-0.0773
沿海	0.4856	0.3004	0.1852	0.3722	0.3819	-0.0097
厕所能否冲水	0.8164	0.1830	0.6333	0.2840	0.6409	-0.3568
是否有自来水	0.9904	0.5418	0.4486	0.6026	0.8664	-0.2638

注：均值差 = 群组1均值 - 群组2均值。

在此基础上，分别测算不同样本下，是否吸烟、是否饮酒、是否参加社会活动、睡眠质量、婚姻状况、受教育情况和工作经验等7个努力变量在"好"、"坏"环境群组对应的均值。为了更加清晰地判断出"好"、"坏"环境因素下努力变量是否存在差异性，我们使用两样本差异性检验中的T检验和Wilcoxnon秩和检验，其中，Wilcoxnon秩和检验用以来验证T检验结果的稳健性。

是否吸烟、是否饮酒、是否参加社会活动、睡眠质量和婚姻状况变量均是虚拟变量，其均值表示"1"对应含义的占比情况。受教育情况和工作经验变量属于连续变量，其均值代表真正意义上是平均数。从表6-11结果可以发现，无论是在中年人样本下还是在老年人样本下，"好"环境群组下努力因素对应的均值比"坏"环境群组下努力因素对应的均值大。从统计检验结果来看，生活方式中的是否吸烟、是否饮酒、是否参加社会活动、受教育情况、工作经验变量在"好"环境群组和"坏"环境群组中均存在显著差异。综合来看，努力因素会受到客观环境因素的影响，相对好的客观环境群组，其努力程度也相对较高，这与 Bourguignon 等（2007）、龚锋等（2017）研究结论相同，即个人主观努力因素会受到客观环境因素的影响。这同时也能够自然地解释，个体将自身努力程度达到最大时，处于"坏"环境群组中的个体自然要比"好"环境群组中个体付出更多的努力程度。根据第 4 章中的式（4－5）和式（4－7）可知，健康产出水平函数是有关于努力因素的增函数，即努力程度越高，其健康水平亦会越高。因此，处于"坏"环境群组的个体由于付出更多的努力程度，进而提升了自身的健康水平。

表 6 – 11　"好""坏"环境群组下努力因素的均值、
T 检验和秩和检验

努力变量	中年人						
	均值		均值差	T 检验		Wilcoxnon 检验	
	"好"环境	"坏"环境		统计量	P 值	统计量	P 值
是否吸烟	0.4164	0.2254	0.1910	10.5555	0.0000	10.3430	0.0000
是否饮酒	0.3740	0.3151	0.0589	3.1640	0.0016	3.1590	0.0000
是否参加社会活动	0.6658	0.5862	0.0796	4.2009	0.0000	4.1880	0.0000
睡眠质量	0.5979	0.5703	0.0276	1.4301	0.0764	1.4300	0.1528
婚姻状况	0.7685	0.7480	0.0205	1.2193	0.1114	1.2190	0.2228

续表

努力变量	老年人							
	均值		均值差	T 检验		Wilcoxnon 检验	
	"好"环境	"坏"环境		统计量	P 值	统计量	P 值
受教育情况	7.6658	5.6578	2.0080	12.4542	0.0000	11.9770	0.0000
工作经验	36.7852	35.6797	1.1054	7.2312	0.0000	6.6960	0.0000
是否吸烟	0.4697	0.3925	0.0772	4.3536	0.0000	4.3420	0.0000
是否饮酒	0.3246	0.2989	0.0258	1.5498	0.1213	1.5490	0.1213
是否参加社会活动	0.5945	0.5019	0.0926	5.2072	0.0000	5.1870	0.0000
睡眠质量	0.4967	0.4823	0.0145	0.8086	0.4188	0.8090	0.4187
婚姻状况	0.5562	0.5299	0.0263	1.4766	0.1399	1.4760	0.1399
受教育情况	5.3998	3.2826	2.1172	15.3823	0.0000	13.2210	0.0000
工作经验	41.7001	40.9015	0.7986	8.8066	0.0000	8.9270	0.0000

前文实证研究结果表明，个体通过提高自身努力水平，健康水平会得到改善。但中年人和老年人对于努力的付出所面临的健康改善状况有所差异。那么，在努力因素会受到环境因素影响的前提下，中年人和老年人样本在面临改善健康水平方面存在何种差异？为了进一步探究这个问题，本章在环境分组的基础上，再次将中年人和老年人的整体健康水平、躯体健康水平和精神健康水平的实际值与匹配值进行对比分析。以此来研究个体努力程度达到最大的情况下，哪类环境群组下健康改善的程度更优。具体的测算结果详见表 6 - 12。

表 6 - 12　不同环境和样本下努力对健康改善程度结果

环境	健康	中年人				老年人			
		均值		均值差	Γ^* (%)	均值		均值差	Γ^* (%)
		匹配值	实际值			匹配值	实际值		
"好"环境	整体健康	0.1410	0.1445	0.0035 *	2.3955	0.1644	0.1764	0.0119 ***	6.7553
	躯体健康	0.0710	0.0757	0.0047 ***	6.1918	0.1046	0.1219	0.0173 ***	10.5648
	精神健康	0.2998	0.3047	0.0049 ***	1.5988	0.2904	0.3078	0.0175 ***	5.6700
"坏"环境	整体健康	0.1514	0.1563	0.0050 ***	3.1752	0.1698	0.1800	0.0102 ***	5.6500
	躯体健康	0.0737	0.0822	0.0085 ***	10.3121	0.1083	0.1236	0.0153 ***	14.3689
	精神健康	0.3165	0.3192	0.0028	0.8688	0.2984	0.3020	0.0036	1.1925

注：*** 代表 T 检验 1% 的显著水平，** 代表 T 检验 5% 的显著水平，* 代表 T 检验 10% 的显著水平，均值差 = 健康实际值 - 健康匹配值，Γ^* 为均值差健康实际值的商。

从表 6 - 12 结果明显可以看出，在个体努力程度达到最高努力水平的情况下，无论在"好"环境群组还是"坏"环境群组下，中年人和老年人的整体健康水平、躯体健康水平和精神健康水平均得到了改善。

第一，整体健康水平得到改善的健康方面主要是躯体健康。主要原因在于：由于努力因素中主要是由生活方式因素构成的。良好的生活方式，包括不吸烟、不饮酒、睡眠时间充足且经常参加社交活动，均能有效地改善或保持健康水平。同时，努力因素中的婚姻因素也是影响健康的重要变量。根据婚姻对于健康的"保护性"假说，认为婚姻可以通过配偶带来更多的社会、经济等资源，从而促进结婚人士拥有更为健康的生活方式和环境（Wu 和 Hart，2002）。良好的婚姻状况，能够督促和监督伴侣保持好的生活方式，尤其是身体方面的健康（Manzoli等，2007）。综合努力因素导致整体健康中躯体健康层面改善的程度更高。

第二，"好"环境群组下，中年人和老年人的整体健康、躯体健康和精神健康层面均优于"坏"环境下的健康水平。正如第5章研究结果所表明的："好"的环境因素有利于健康水平的改善，同时环境因素对努力因素有正向影响，"好"的环境因素带动个体付出更多的努力，而健康又是与努力因素相关的正函数，在两者的共同作用下，健康水平必然会得到极大改善。

第三，处于"坏"环境的个体一旦努力程度达到最大水平时，其健康水平的增长效应大于处于"好"环境个体健康的增长效应。具体表现在，对于中年人样本，处于"好"环境个体的整体健康水平、躯体健康水平的增长效应分别为2.3955%、6.1918%。处于"坏"环境个体的整体健康水平、躯体健康水平的增长效应分别为3.1752%，10.3121%，可见，后者均大于前者。对于老年人样本，表现出了同样的特征，处于"坏"环境群组的个体，通过个人的努力能够极大地改善健康水平。

第四，对于躯体健康水平来说，处于"坏"环境群组的中年人和老年人将努力水平达到最高时，其躯体健康水平呈现出非常显著的增长效应，且老年人的躯体健康增长效应明显大于中年人的躯体健康增长效应。处于"坏"环境群组的老年人努力程度较差，若将努力因素看作是一种生产要素，一旦将努力因素达到最大，其健康水平相应会呈现快速增长态势。这也很好地解释了前文所述的中年人和老年人对于努力因素呈现不同的增长效应。

6.4　本章附录

6.4.1　平衡性检验结果

附表6-1　全样本下平衡性检验结果

可观测的环境因素	匹配	群组1 偏差减少幅度	群组1 P值	群组2 偏差减少幅度	群组2 P值	群组3 偏差减少幅度	群组3 P值	群组4 偏差减少幅度	群组4 P值	群组5 偏差减少幅度	群组5 P值	群组6 偏差减少幅度	群组6 P值	群组7 偏差减少幅度	群组7 P值	群组8 偏差减少幅度	群组8 P值
年龄	匹配前	89.7000	0.0000	-28.9000	0.2400	46.0000	0.0010	-7.5000	0.1550	-35.3000	0.0200	-44.8000	0.1150	86.6000	0.0000	-645.6000	0.8010
	匹配后		0.4460		0.1200		0.0090		0.0280		0.0030		0.0370		0.5340		0.0350
性别	匹配前	100.0000	0.0000	100.0000	0.0000	100.0000	0.0000	100.0000	0.0000	100.0000	0.0000	100.0000	0.0000	100.0000	0.0000	100.0000	0.0000
	匹配后		1.0000		1.0000		1.0000		1.0000		1.0000		1.0000		1.0000		1.0000
城乡	匹配前	-172.3000	0.6750	88.0000	0.5650	-911.5000	0.8580	66.7000	0.1320	70.3000	0.0160	92.0000	0.0010	70.6000	0.0060	99.7000	0.0000
	匹配后		0.3170		0.9510		0.0130		0.4910		0.5230		0.8200		0.3720		0.9910
15岁以前身体状况	匹配前	29.9000	0.0990	-47.3000	0.8540	62.8000	0.0650	31.7000	0.4690	64.3000	0.4400	95.6000	0.2430	-73.2000	0.7900	65.1000	0.0070
	匹配后		0.2990		0.8070		0.3390		0.5050		0.8100		0.9660		0.6100		0.2790
家庭（户）平均收入对数	匹配前	89.1000	0.0000	97.7000	0.0000	98.0000	0.0000	78.9000	0.0000	80.0000	0.0000	44.4000	0.0290	-51.1000	0.9380	86.8000	0.6330
	匹配后		0.2910		0.8910		0.9120		0.1500		0.4760		0.2380		0.9000		0.9370
沿海	匹配前	-43.1000	0.1760	-207.9000	0.7890	-19.6000	0.1210	-76.1000	0.6470	-20.9000	0.1530	-139.9000	0.6410	96.7000	0.9050	92.9000	0.0580
	匹配后		0.0920		0.4640		0.0150		0.2710		0.1400		0.3440		0.9970		0.8800

续表

可观测的环境因素	匹配	群组1		群组2		群组3		群组4		群组5		群组6		群组7		群组8	
		偏差减少幅度	P值	偏差减少幅度	P值	偏差减少幅度	P值	偏差减少幅度	P值	偏差减少幅度	P值	偏差减少幅度	P值	偏差减少幅度	P值	偏差减少幅度	P值
厕所能否冲水	匹配前	92.3000	0.0830	-69.6000	0.6130	8.5000	0.1610	19.1000	0.5855	-96.5000	0.4980	83.2000	0.0140	94.7000	0.0370	82.6000	0.0260
	匹配后		0.9070		0.4480		0.0900		0.5420		0.2480		0.7230		0.9050		0.6590
是否有自来水	匹配前	48.9000	0.3900	64.9000	0.1720	81.3000	0.2240	69.4000	0.5990	-4689.1000	0.9990	90.2000	0.1310	9.0000	0.1250	10.8000	0.7010
	匹配后		0.6860		0.6810		0.7580		0.8240		0.9450		0.9040		0.1230		0.7000

可观测的环境因素	匹配	群组9		群组10		群组11		群组12		群组13		群组14		群组15	
		偏差减少幅度	P值	偏差减少幅度	P值	偏差减少幅度	P值	偏差减少幅度	P值	偏差减少幅度	P值	偏差减少幅度	P值	偏差减少幅度	P值
年龄	匹配前	91.0000	0.0380	92.8000	0.0000	80.5000	0.0190	98.7000	0.0000	97.9000	0.0000	97.7000	0.0010	99.7000	0.0230
	匹配后		0.8360		0.7200		0.6400		0.8790		0.8510		0.9280		0.9930
性别	匹配前	49.9000	0.0760	98.1000	0.0000	100.0000	0.0000	98.7000	0.0000	88.2000	0.0000	-33.9000	0.6850	65.4000	0.0520
	匹配后		0.3430		0.8510		1.0000		0.8880		0.3880		0.5350		0.4500
城乡	匹配前	79.7000	0.6400	56.1000	0.7680	85.3000	0.4860	97.1000	0.0290	85.2000	0.0440	96.4000	0.0320	83.6000	0.0010
	匹配后		0.9190		0.8860		0.9180		0.9470		0.7430		0.9310		0.5530
15岁以前身体状况	匹配前	61.0000	0.5510	69.9000	0.5170	72.5000	0.2420	63.5000	0.3740	-9.7000	0.7560	96.2000	0.0720	86.0000	0.3530
	匹配后		0.8040		0.8320		0.7490		0.7300		0.7120		0.9370		0.8830
家（户）平均收入对数	匹配前	-165.6000	0.9380	56.2000	0.1370	83.0000	0.0290	94.8000	0.0000	93.4000	0.0000	94.7000	0.0000	92.2000	0.0000
	匹配后		0.8290		0.4600		0.6880		0.6660		0.7160		0.6490		0.6460
沿海	匹配前	78.3000	0.4780	81.1000	0.0640	43.5000	0.4710	99.6000	0.3570	-142.7000	0.6530	84.7000	0.1180	34.0000	0.7880
	匹配后		0.8700		0.7050		0.6800		0.9970		0.2290		0.7880		0.8440
厕所能否冲水	匹配前	-178.7000	0.9580	47.4000	0.6060	60.2000	0.5670	84.2000	0.0000	76.6000	0.0380	98.3000	0.0030	85.1000	0.0170
	匹配后		0.8760		0.7650		0.8190		0.5480		0.5940		0.9550		0.6960
是否有自来水	匹配前	77.6000	0.5520	97.5000	0.0850	78.2000	0.5010	98.6000	0.0020	86.5000	0.1780	91.7000	0.0080	96.4000	0.0050
	匹配后		0.8870		0.9610		0.8810		0.9650		0.8370		0.8010		0.9080

附表6-2

中年人样本下平衡性检验结果

可观测的环境因素	匹配	群组1 偏差减少幅度	群组1 P值	群组2 偏差减少幅度	群组2 P值	群组3 偏差减少幅度	群组3 P值	群组4 偏差减少幅度	群组4 P值	群组5 偏差减少幅度	群组5 P值	群组6 偏差减少幅度	群组6 P值	群组7 偏差减少幅度	群组7 P值	群组8 偏差减少幅度	群组8 P值
年龄	匹配前	99.5000	0.0000	39.8000	0.1200	-838.7000	0.9060	58.5000	0.1530	92.1000	0.0010	97.0000	0.7360	90.1000	0.0480	84.7000	0.0000
	匹配后		0.9850		0.4060		0.1270		0.4470		0.7700		0.9910		0.8270		0.6360
性别	匹配前	100.0000	0.0000	100.0000	0.0000	100.0000	0.0000	100.0000	0.0000	100.0000	0.0000	100.0000	0.0000	88.5000	0.3960	94.5000	0.0000
	匹配后		1.0000		1.0000		1.0000		1.0000		1.0000		1.0000		0.9070		0.8220
城乡	匹配前	47.2000	0.0000	-41.3000	0.5640	-82.4000	0.6130	58.8000	0.0000	69.5000	0.0030	74.8000	0.4890	89.6000	0.0040	58.0000	0.0560
	匹配后		0.1170		0.4720		0.2420		0.0420		0.3070		0.8540		0.7450		0.5440
15岁以前身体状况	匹配前	-52.7000	0.6220	96.0000	0.3720	78.6000	0.8370	96.4000	0.2250	51.9000	0.3700	99.2000	0.7000	91.8000	0.3040	-373.5000	0.8470
	匹配后		0.5360		0.9740		0.9550		0.9570		0.5970		0.9970		0.9240		0.4800
家(户)平均收入对数	匹配前	56.5000	0.0730	100.0000	0.0000	87.7000	0.0010	-2.7000	0.7700	34.5000	0.4570	74.5000	0.1110	93.5000	0.0000	84.9000	0.0000
	匹配后		0.4490		0.9980		0.5740		0.6700		0.5670		0.6440		0.5900		0.5750
沿海	匹配前	41.1000	0.3270	86.3000	0.1160	-253.7000	0.9780	92.0000	0.5860	69.2000	0.2700	96.6000	0.0900	-137.4000	0.8710	-321.6000	0.8830
	匹配后		0.6340		0.8460		0.9010		0.9550		0.7020		0.9500		0.6680		0.6350
厕所能否冲水	匹配前	62.5000	0.0250	-28.1000	0.6160	-483.9000	0.8570	71.4000	0.0320	80.7000	0.0100	98.8000	0.3530	87.7000	0.0580	91.3000	0.0190
	匹配后		0.4880		0.5730		0.1790		0.4440		0.5710		0.9910		0.7960		0.8770
是否有自来水	匹配前	5.2000	0.5220	-3.8000	0.8070	77.8000	0.0540	80.9000	0.5210	65.9000	0.2110	81.4000	0.1490	99.2000	0.0060	94.7000	0.1450
	匹配后		0.6300		0.8210		0.5630		0.8780		0.6120		0.7720		0.9790		0.9520

附表 6-3　老年人样本下平衡性检验结果

可观测的环境因素	匹配	群组1 偏差减少幅度	群组1 P值	群组2 偏差减少幅度	群组2 P值	群组3 偏差减少幅度	群组3 P值	群组4 偏差减少幅度	群组4 P值	群组5 偏差减少幅度	群组5 P值	群组6 偏差减少幅度	群组6 P值	群组7 偏差减少幅度	群组7 P值	群组8 偏差减少幅度	群组8 P值
年龄	匹配前	99.5000	0.0000	72.6000	0.0000	91.1000	0.0000	4.2000	0.7390	42.6000	0.0830	96.3000	0.0000	88.1000	0.0000	93.3000	0.0190
	匹配后		0.9610		0.1700		0.5560		0.6110		0.1690		0.7570		0.6630		0.8550
性别	匹配前	100.0000	0.0000	100.0000	0.0000	100.0000	0.0000	100.0000	0.0000	100.0000	0.0000	98.2000	0.0000	95.9000	0.0000	65.4000	0.6580
	匹配后	100.0000	1.0000	100.0000	1.0000	100.0000	1.0000	100.0000	1.0000	100.0000	1.0000		0.7920		0.7070		0.8670
城乡	匹配前	-50.1000	0.4150	96.1000	0.1440	-4.6000	0.1710	93.6000	0.3470	87.5000	0.2430	98.7000	0.1720	85.7000	0.0880	94.9000	0.0030
	匹配后		0.2840		0.9620		0.0590		0.9260		0.8300		0.9860		0.8130		0.8720
15岁以前身体状况	匹配前	88.8000	0.7190	60.3000	0.5430	50.4000	0.5650	95.3000	0.2090	79.1000	0.0080	-12987.6000	0.9990	92.8000	0.0840	96.1000	0.2610
	匹配后		0.9720		0.8410		0.7080		0.9270		0.4120		0.8080		0.9050		0.9620
家(户)平均收入对数	匹配前	87.4000	0.0000	82.1000	0.0000	79.5000	0.0000	82.6000	0.6900	94.7000	0.4620	88.4000	0.0000	87.6000	0.0000	88.7000	0.0000
	匹配后		0.2330		0.5620		0.1600		0.8970		0.9470		0.4580		0.5970		0.5130
沿海	匹配前	35.8000	0.0880	-10.3000	0.4050	45.1000	0.1470	-11.3000	0.8470	67.4000	0.0740	94.2000	0.0250	66.5000	0.6600	82.2000	0.2060
	匹配后		0.3480		0.4420		0.3070		0.7430		0.3910		0.8990		0.8850		0.8100
厕所能否冲水	匹配前	95.0000	0.1320	74.6000	0.3680	50.1000	0.1010	37.3000	0.7290	93.5000	0.1820	94.5000	0.0530	80.7000	0.1460	96.7000	0.0010
	匹配后		0.9480		0.8480		0.2870		0.7380		0.8990		0.9170		0.7830		0.9110
是否有自来水	匹配前	57.0000	0.2440	88.0000	0.1840	38.0000	0.6640	-10.2000	0.2800	-80.5000	0.8590	98.3000	0.0370	22.0000	0.8870	87.9000	0.0380
	匹配后		0.6650		0.8940		0.7260		0.0600		0.6400		0.9710		0.9120		0.7830

6.4.2 努力决定方程估计结果

附表6-4 全样本下健康决定方程估计结果

可观测环境因素	群组1		群组2		群组3		群组4		群组5		群组6		群组7		群组8	
	系数	P值	系数	P值	系数	P值	系数	P值	系数	P值	系数	P值	系数	P值	系数	P值
年龄	-0.0195	0.0010	-0.0133	0.0190	-0.0138	0.0440	-0.0044	0.5370	-0.0126	0.0330	-0.0083	0.1270	0.0116	0.0600	-0.0053	0.4110
性别	2.6190	0.0000	2.5252	0.0000	1.9166	0.0000	1.8597	0.0000	2.8492	0.0000	2.7374	0.0000	1.8685	0.0000	2.0663	0.0000
城乡	-0.0441	0.7280	0.0066	0.9550	0.0395	0.7890	0.1387	0.3700	-0.0223	0.8600	-0.0941	0.4270	-0.1599	0.1940	-0.2252	0.1000
15岁以前身体状况	0.0776	0.5550	-0.0714	0.5720	0.2813	0.0590	-0.0504	0.7510	0.0498	0.7070	-0.0454	0.7160	0.0256	0.8420	0.3312	0.0130
家（户）平均收入对数	0.0984	0.0000	0.0315	0.1330	0.0554	0.0280	0.0545	0.0360	-0.0111	0.6240	-0.0312	0.1500	-0.0150	0.5070	-0.0461	0.0900
沿海	0.2551	0.0430	0.1662	0.1560	0.1318	0.3790	0.0290	0.8430	0.1588	0.1970	0.1198	0.2900	0.0775	0.5060	0.3745	0.0060
厕所能否冲水	0.1624	0.2090	-0.0109	0.9280	-0.0326	0.8290	0.0523	0.7260	-0.0111	0.9300	-0.1050	0.3870	0.0761	0.5430	-0.1788	0.2000
是否有自来水	-0.2753	0.0480	-0.1130	0.3960	0.0167	0.9170	-0.0289	0.8570	-0.0276	0.8420	-0.0402	0.7620	-0.1489	0.2870	-0.0304	0.8430

续表

可观测环境因素	群组1 系数	群组1 P值	群组2 系数	群组2 P值	群组3 系数	群组3 P值	群组4 系数	群组4 P值	群组5 系数	群组5 P值	群组6 系数	群组6 P值	群组7 系数	群组7 P值	群组8 系数	群组8 P值
常数	-1.3834	0.0010	-1.1730	0.0050	-0.7578	0.1440	-1.0225	0.0600	-1.0867	0.0120	-1.1144	0.0050	-1.6884	0.0000	-0.6302	0.1860
LR检验统计量	775.8100	0.0000	665.3300	0.0000	188.0500	0.0000	163.5600	0.0000	856.7500	0.0000	863.8500	0.0000	232.2400	0.0000	266.8200	0.0000
伪拟合优度	0.5685		0.4946		0.2944		0.2693		0.5944		0.5496		0.2547		0.3220	

可观测环境因素	群组9 系数	群组9 P值	群组10 系数	群组10 P值	群组11 系数	群组11 P值	群组12 系数	群组12 P值	群组13 系数	群组13 P值	群组14 系数	群组14 P值	群组15 系数	群组15 P值
年龄	-0.0116	0.0330	-0.0206	0.0000	-0.0103	0.0470	-0.0426	0.0000	-0.0384	0.0000	-0.0203	0.0000	-0.0147	0.0110
性别	0.5024	0.0610	0.9071	0.0000	0.7555	0.0000	0.6520	0.0000	0.7314	0.0000	-0.0559	0.8150	-0.8295	0.0080
城乡	-0.0816	0.4580	-0.0466	0.6820	0.0521	0.6180	0.0821	0.4990	0.2085	0.0800	0.0437	0.7150	0.2102	0.0830
15岁以前身体状况	0.0678	0.5370	-0.1032	0.3890	-0.1210	0.2730	-0.0353	0.7680	-0.0003	0.9980	0.1188	0.3210	0.0435	0.7100
家（户）平均收入对数	0.0065	0.7530	0.0174	0.4360	0.0319	0.1210	0.0962	0.0000	0.0720	0.0000	0.1071	0.0000	0.0855	0.0000
沿海	0.0624	0.5440	0.1949	0.0770	-0.0447	0.6480	0.1301	0.2490	0.0897	0.4320	0.0688	0.5570	-0.0988	0.3780

续表

可观测环境因素	群组9 系数	群组9 P值	群组10 系数	群组10 P值	群组11 系数	群组11 P值	群组12 系数	群组12 P值	群组13 系数	群组13 P值	群组14 系数	群组14 P值	群组15 系数	群组15 P值
厕所能否冲水	0.0000	1.0000	-0.0355	0.7540	-0.0059	0.9540	0.2006	0.0950	0.0377	0.7520	0.1563	0.1850	0.0419	0.7150
是否有自来水	0.0539	0.6430	0.1065	0.3790	0.0179	0.8710	0.0840	0.4840	-0.0066	0.9570	0.1105	0.3610	0.1954	0.0990
常数	1.2160	0.0090	0.5165	0.2370	-0.2149	0.6030	1.3651	0.0030	1.3123	0.0040	0.4788	0.3140	1.0205	0.0510
LR检验统计量	9.5000	-0.3015	58.0500	0.0000	35.5100	0.0000	153.5800	0.0000	92.9200	0.0000	58.6100	0.0000	44.7300	0.0000
伪拟合优度	0.0099		0.0644		0.0336		0.1650		0.1068		0.0712		0.0511	

附表 6-5 中年人样本下健康决定方程估计结果

可观测环境因素	群组1 系数	群组1 P值	群组2 系数	群组2 P值	群组3 系数	群组3 P值	群组4 系数	群组4 P值	群组5 系数	群组5 P值	群组6 系数	群组6 P值	群组7 系数	群组7 P值	群组8 系数	群组8 P值
年龄	-0.0074	0.6440	0.0058	0.7160	-0.0336	0.0720	-0.0182	0.3660	0.0068	0.6970	-0.0063	0.6450	-0.0184	0.2030	-0.0628	0.0000
性别	3.1436	0.0000	2.9491	0.0000	2.3430	0.0000	2.4805	0.0000	2.3811	0.0000	1.1078	0.0000	-0.2866	0.4490	1.0160	0.0000
城乡	0.0061	0.9660	0.1085	0.4650	0.1029	0.5610	-0.1732	0.3460	-0.0963	0.5420	0.0412	0.7460	0.1820	0.1850	0.1925	0.1930

续表

可观测环境因素	群组1		群组2		群组3		群组4		群组5		群组6		群组7		群组8	
	系数	P值	系数	P值	系数	P值	系数	P值	系数	P值	系数	P值	系数	P值	系数	P值
15岁以前身体状况	0.0862	0.5650	0.1017	0.5050	0.1626	0.3550	0.3442	0.0580	-0.2150	0.2160	-0.0003	0.9980	0.0627	0.6360	-0.0293	0.8410
家（户）平均收入对数	-0.0269	0.2370	0.0425	0.0500	0.0580	0.0170	-0.0349	0.2640	-0.0158	0.5550	0.0199	0.3280	0.0935	0.0000	0.0686	0.0010
沿海	-0.2283	0.1010	0.0038	0.9790	-0.1327	0.4300	0.1220	0.5090	-0.0559	0.7140	-0.2546	0.0320	-0.0771	0.5450	-0.0361	0.7940
厕所能否冲水	-0.1301	0.3550	-0.0589	0.6890	-0.1885	0.2590	-0.2706	0.1390	0.0622	0.6950	0.0611	0.6170	0.0775	0.5390	0.2035	0.1510
是否有自来水	0.1163	0.4760	-0.0463	0.7820	0.2524	0.1640	0.0416	0.8480	-0.1974	0.2930	0.1264	0.3460	0.1694	0.2140	-0.0057	0.9700
常数	-1.6304	0.0690	-2.7582	0.0020	-0.1560	0.8800	-0.0732	0.9480	-1.2811	0.1970	-0.7221	0.3620	0.5546	0.5160	2.2459	0.0170
LR检验统计量	853.8800	0.0000	675.6800	0.0000	184.8600	0.0000	216.2900	0.0000	247.7600	0.0000	39.1900	0.0000	45.4300	0.0000	51.9100	0.0000
伪拟合优度	0.6494		0.6117		0.3528		0.4270		0.3616		0.0522		0.0669		0.0899	

附表6-6　老年人样本下健康决定方程估计结果

可观测环境因素	群组1 系数	群组1 P值	群组2 系数	群组2 P值	群组3 系数	群组3 P值	群组4 系数	群组4 P值	群组5 系数	群组5 P值	群组6 系数	群组6 P值	群组7 系数	群组7 P值	群组8 系数	群组8 P值
年龄	-0.0301	0.0000	-0.0328	0.0000	-0.0217	0.0240	0.0106	0.3580	-0.0112	0.3120	-0.0395	0.0000	-0.0212	0.0040	-0.0158	0.0370
性别	2.4362	0.0000	2.6966	0.0000	1.8745	0.0000	1.5320	0.0000	1.9727	0.0000	1.0077	0.0000	0.8460	0.0000	-0.0306	0.9000
城乡	-0.0495	0.6800	-0.0116	0.9250	0.1116	0.4560	-0.1019	0.5210	-0.1020	0.5490	0.0076	0.9450	0.1281	0.2200	0.1088	0.3510
15岁以前身体状况	-0.1228	0.3220	-0.0795	0.5260	0.0745	0.6120	0.1249	0.4060	0.2433	0.1150	-0.0584	0.5940	-0.1903	0.0790	0.0863	0.4370
家（户）平均收入对数	0.1041	0.0000	-0.0153	0.5700	0.0570	0.0680	0.0003	0.9930	-0.0628	0.1270	0.0809	0.0010	0.0579	0.0120	0.0824	0.0010
沿海	0.2490	0.0300	0.2714	0.0180	0.1653	0.2480	0.1225	0.3870	0.3752	0.0180	0.2552	0.0120	0.0723	0.4510	0.0232	0.8290
厕所能否冲水	0.1255	0.2990	-0.0672	0.5840	0.1615	0.2770	0.0432	0.7810	-0.0962	0.5660	0.0020	0.9850	0.0212	0.8360	0.1728	0.1250
是否有自来水	-0.3099	0.0150	-0.1644	0.2080	-0.2616	0.0980	-0.1781	0.2870	-0.0488	0.7830	0.0526	0.6270	-0.0895	0.3950	0.0891	0.4260
常数	-0.4848	0.4120	0.5060	0.4250	0.0355	0.9630	-1.2301	0.1660	0.3346	0.6980	1.0605	0.0660	0.2708	0.6460	0.3338	0.6000
LR检验统计量	729.0600	0.0000	805.5600	0.0000	187.9900	0.0000	65.7300	0.0000	146.0300	0.0000	127.4000	0.0000	59.7900	0.0000	33.6300	0.0000
伪拟合优度	0.5074		0.5374		0.2821		0.1291		0.2692		0.1169		0.0538		0.0361	

第 7 章　代际经济支持与健康机会不平等

第 4 章健康不平等研究的发展框架（详见图 4-1）中提及本书将单独研究代际经济支持对于健康机会不平等的影响。主要原因在于代际经济支持和代内经济支持两个概念。代内经济支持，指的是来自家庭以外成员，例如亲戚和朋友给予的经济帮助（Cai等，2006）；代际经济支持，指的是家庭成员内部之间的经济流动（Secondi，1997）。本章研究的代际经济支持指的是后者，即家庭成员内部的经济流动，且主要是子女对于父母的经济流动，本章将重点说明其根源。通过前文的文献综述总结可以发现，虽然代际经济支持是影响健康的重要因素之一，但是在健康机会不平等相关研究框架下，代际收入弹性不是衡量机会不平等的合理测度（Bourguignon 等，2007），主要是将代际流动看成是居民之间收入流动的"几率"（江求川等，2014），属于家（户）内部之间的矛盾，不受"看得见的手"的调控。因此，没有将其纳入机会不平等理论框架。

然而，本章的研究视角与上述研究有所不同，是以个体为研究对象，而非家（户）整体。研究个体收入因素时，代际经济支持是收入的重要来源之一（刘西国，2015），尤其对于农村老年人来说。当把代际经济支持看成个体外部因素时，代际经济支持可以被纳入机会不平等研究框架中。存在两种情况：第一，从个体本身来看，将代际经济支持看作是老年人收入的来源。"接不接受代际经济支持"这一行为是能够受个人主观意识控制的，于是，在补偿原则下，可以将其看作是主观努力因素中的家庭养老（张川川和陈斌开，2014）。第二，从外部环境视角来看，代际经济支持可以看作是子女的养老负担问题，接受子女的代际经济支持金额越多，子女的养老负担亦会越重。无论上述哪种情况，研究代际经济支持对于健康的影响均至关重要。

本章依次从外部环境视角和个体本身视角展开如下三个方面研究：首先，将代际经济支持看作是子女的养老负担问题，在机会不平等框架下，重点讨论养老负担与代际经济支持之间的相互作用关系；其次，利用 Erreygers 指数来测度与代际经济支持有关的健康机会不平等程度有多大；最后，将代际经济支持看作是家庭养老，根据第六次人口普查数据计算可知，农村 60 岁及以上人口比重是城镇人口比重的 1.3325 倍，农村老龄化程度是城镇老龄化程度的 1.3577 倍，可见养老难题重在农村地区。于是，本章将侧重研究农村地区老年人的家庭养老及不平等程度是否对健康有影响。

7.1　养老负担视角下代际经济支持与健康之间的作用关系

7.1.1　健康水平与代际经济支持的联立方程

第 4 章 4.3.1 部分给出了客观环境因素和主观努力因素之间非相互独立时健康生产函数式（4 - 38）。据此，本章同样将影响健康水平的因素划分为客观环境因素（C_i）和个人主观努力因素（E_i）。设 H_i 代表个体 i 的健康水平，$i = 1, \cdots, N$，N 为样本个数，μ_i 代表与 H_i 有关但不可观测的变量，则健康生产函数的线性形式为：

$$H_i = \alpha_0 + \beta_0 C_i + \gamma_0 E_i + \mu_i \qquad (7-1)$$

现实中，个人主观因素往往会受到客观环境因素的影响（陈东和黄旭峰，2015），为从代际经济支持（OG_i）的视角探究政府可控的客观经济因素造成的机会不平等程度，将 OG_i 作为被解释变量，将 H_i、影响 OG_i 的客观环境因素（C_i^*）和个人主观努力因素（E_i^*）同时作为解释变量，用 v_i 代表与 OG_i 有关但不可观测的变量，则代际经济支持模型的具体形式如下：

$$OG_i = \alpha_1 + \varphi_1 H_i + \sum \beta_j C^* + \sum \gamma_k E^* + v_i \qquad (7-2)$$

不难看出，式（7-1）和式（7-2）构成了一个关于健康和代际经济支持之间的联立方程组模型。其中，β 表示客观环境的边际影响效应，γ 表示个人主观努力因素的边际影响效应，φ 表示 H_i 对于 OG_i 的边际影响效应，而 OG_i 对 H_i 的边际影响体现在式（7-1）E_i 中。H_i 和 OG_i 之间均存在相互作用关系（刘西国，2015）。在估计联立方程组模型前，首先，应该考虑模型识别性，后续建立联立方程组模型时，设置成可识别的形式。其次，利用系统估计法中三阶段最小二乘法（3SLS）进行参数估计。

7.1.2 变量选取及描述性统计分析

（1）被解释变量——整体健康

其构造方法与第 5 章中整体健康的构造方法相同，见式（5-15）。

（2）被解释变量——代际经济支持变量

CHARLS 数据库中包含了受访者与子女（孙子女）和父母之间的经济帮助信息。江克忠等（2013）使用 2008 年的先导数据发现，我国代际经济转移呈现向上转移和隔代转移的模式。本章一方面使用父母接受子女（孙子女）的代际经济支持金额作为模型（7-2）的被解释变量；另一方面，讨论代际经济支持金额是否对老年人健康不平等产生影响。在模型（7-1）中把代际经济支持金额作为解释变量；同时，为探究接受代际经济支持与否对健康有何影响，在模型（7-1）中加入"是否接受代际经济支持"变量。

（3）解释变量选取

根据机会平等理论，解释变量的选取主要从两个方面展开，即客观环境因素和个人主观因素。其中，将解释变量按照机会平等进行分类是难点，尚未有研究给出权威的划分标准。本章结合以往研究，同时按照解释变量是否具有自主选择性和是否按照个人的意志为转移的原则，将社区问卷中的设施和活动场所①、环境因素归类于客观环境因素中。此外，客观环境因素还包括家庭人均收入（马超等，2014）、地域、户籍、性别和年龄等变量；将生活方式、经济状况和卫生使用情况等归类于个人主观因素中。其中，受教育年限②表示受教育程度（李任玉等，2014）。

---

①　社区问卷中关于公共设施、健身活动场所和服务类组织的问题详见 JB028、JB029 和 JB030 题。以上三个变量均是用合成变量使用个数来表示，其中公共设施包括 9 个问题、健身活动场所包括 8 个问题、服务类组织 7 个问题。

②　CHARLS 问卷将受教育程度分为 11 种情况，根据受教育程度需要学习的年限，分别将"未受过教育"设定为 0，私塾、小学毕业设定为 6，初中毕业设定为 9 等，依此类推。

引入15岁以前的身体状况变量衡量健康的初始禀赋（刘西国，2015）。调查中没有直接的工作经验数据，可以通过年龄和受教育年限计算得出（李任玉等，2014）。变量的具体分类详见第5章表5-1，唯一不同之处在于，本章将"是否接受代际经济支持"和"接受代际经济支持的金额"纳入主观因素当中。

（4）代际经济支持的描述性统计分析

由图7-1明显可以看出，我国45岁以上中老年人接受来自子女（孙子女）代际经济支持金额的平均值，会随着自身年龄的增加而呈现上升的趋势。因此，初步可以判定随着父母年纪的增加，其子女的养老负担亦会随之增加。

（代际经济支持金额均值）

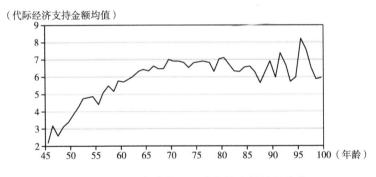

图7-1 中老年人代际经济支持金额的平均值

以全样本为研究对象，表7-1给出了"是否接受代际经济支持"对老年人的整体健康水平的描述性统计。中老年人中73.22%接受过来自子女（孙子女）的代际经济支持，从平均意义角度来看，整体健康水平较差的中老年人更愿意接受代际经济支持。此外，通过单因素方差分析结果来看，其F统计量数值为34.18，在5%的显著水平下，有理由相信接受代际经济支持对整体健康水平存在显著差异。

表 7 - 1　　　　　　　代际经济支持与整体健康

全样本	样本量	均值	标准差	中位数
接受代际经济支持	4 424	0.1709	0.0975	0.1538
未接受代际经济支持	1 618	0.1547	0.0899	0.1282

7.1.3　实证分析结果

第 4 章 4.1.2 部分的原则设计中给出了本章研究健康机会不平等的原则：补偿原则采用"事前补偿原则"，回报原则采用"自由回报原则"。于是，本节将客观环境因素和个人主观努力因素各自分开进行研究，讨论各自对于整体健康水平和代际经济支持的影响效应。

接下来，分别将客观环境因素和个人主观努力因素代入健康生产函数中并进行 3SLS 估计。为探究政府在伸出"有形之手"后，是否会对我国中老年人健康水平有影响，在回归 I 和回归 II 中没有控制政府可调控的因素，具体实证结果见表 7 - 2。在回归 III 和回归 IV 中加入了政府可调控的因素，具体实证结果见表 7 - 3。

表 7 - 2　　回归方程的估计结果——未控制政府可控因素

变量		回归I: 客观环境因素		回归II: 个人主观努力因素	
		整体健康	代际经济支持	整体健康	代际经济支持
关注因素	整体健康		- 1.4930 ***		- 17.2700 ***
			(- 0.6164)		(- 2.6190)
	代际经济支持金额	- 0.0146 ***		- 0.0192 ***	
		(- 0.0028)		(- 0.0019)	

续表

变量		回归I：客观环境因素		回归II：个人主观努力因素	
		整体健康	代际经济支持	整体健康	代际经济支持
补偿原则	厕所能否冲水	-0.0142*** (-0.0029)			
	是否有自来水	-0.0058* (-0.0030)			
	年龄	0.0036*** (-0.0003)	0.1100*** (-0.0123)		0.1430*** (-0.0069)
	性别	-0.0400*** (-0.0027)	-0.3300 (-0.2230)		-0.9340*** (-0.1310)
	家（户）平均收入	-0.0029*** (-0.0005)	-0.0610*** (-0.0213)		-0.0980*** (-0.0182)
	15岁以前身体状况	-0.0033 (-0.0027)			
回报原则	婚姻状况		0.8090*** (-0.1280)	-0.0209*** (-0.0031)	0.5060*** (-0.1150)
	受教育情况			-0.0025*** (-0.0004)	
	工作经验			-0.0044*** (-0.0006)	
	是否吸烟			-0.0013 (-0.0034)	
	是否喝酒			0.0148*** (-0.0031)	
	是否参加社交活动			-0.0289*** (-0.0031)	
	睡眠质量			-0.0280*** (-0.0028)	

续表

变量		回归I: 客观环境因素		回归II: 个人主观努力因素	
		整体健康	代际经济支持	整体健康	代际经济支持
回报原则	是否领取养老金		0.5090 ***	− 0.0134 ***	0.2520 *
			(− 0.1280)	(− 0.0040)	(− 0.1360)
	是否有存款		0.0083	0.0005	− 0.0056
			(− 0.0787)	(− 0.0028)	(− 0.0950)
	是否参加医疗保险		− 0.8540 ***	− 0.0236 ***	− 0.5480 ***
			(− 0.1630)	(− 0.0049)	(− 0.1650)
	医疗支出		0.0743 **	0.0042 ***	0.0944 ***
			(− 0.0337)	(− 0.0005)	(− 0.0210)
分类	户籍	− 0.0201 ***	− 0.4540 ***	− 0.0045	− 0.7330 ***
		(− 0.0030)	(− 0.1330)	(− 0.0030)	(− 0.1070)
	区域	− 0.0173 ***	− 0.5700 ***	0.002	− 0.8720 ***
		(− 0.0034)	(− 0.1320)	(− 0.0032)	(− 0.1080)
	常数	0.0046 ***	− 0.0824 **	0.2840 ***	− 0.0138
		(− 0.0004)	(− 0.0330)	(− 0.0202)	(− 0.0223)
	拟合优度	0.1150	0.1110	0.2900	0.0380

注: *** 代表 1% 的显著水平, ** 代表 5% 的显著水平, * 代表 10% 的显著水平。括号内的数值为稳健标准差, 下同。

表 7 - 2 和表 7 - 3 不仅分析代际经济支持与整体健康之间的相互作用关系, 而且在 "补偿原则" 和 "回报原则" 下, 分解了客观环境因素和个人主观努力因素各自对整体健康水平和代际经济支持的直接效应。

（1）从客观环境因素角度看

第一, 在没有控制政府可调控因素（回归 I）的情况下, 整体健康水平与代际经济支持之间存在明显的相互促进作用。健康生产函数估计结果表明, 在 5% 的显著水平下, 代际经济支持金额变量对健康水平呈现正相关关系，代际经济支持金额①每增加1%，整体健康水平就会相应地平均提高0.0146个单位，子女（孙子女）通过提高对父母的经济支持额度会明显地改善父母的整体健康水平，这与Fritzell和Lennartsson（2005）得到的结论相同。代际经济支持回归结果显示，中老年人整体健康水平提高1单位，相应的代际经济支持就会平均减少1.4930%个单位。即中老年人整体健康水平越好，子女（孙子女）的养老负担就会越轻。

第二，在控制政府可调控因素（回归Ⅲ）的情况下，对比回归Ⅰ和回归Ⅲ中整体健康生产函数估计结果，政府可调控的基础设施建设方面，健身活动场所和服务类组织变量对中老年人的健康水平有明显的促进作用。卫生环境方面，工业污染源距离、厕所能否冲水和是否有自来水变量亦有显著的促进作用（Eriksson等，2014）。此外，政府不可调控的因素中，年龄每增加1岁，中老年人整体健康水平会平均变弱0.0035个单位。从性别角度分析，男性的整体健康水平明显优于女性的整体健康水平。家（户）平均收入增加会提高整体健康水平。

第三，代际经济支持估计结果（回归Ⅲ）表明，随着中老年人年龄的增加，子女（孙子女）支付的代际经济支持金额会提高，即养老负担会增加。从性别变量上看，子女（孙子女）对男性中老年人的养老负担大于女性。家庭平均收入作为衡量家庭整体经济状况的变量，家庭平均收入每提高1%，代际经济支持金额就会平均下降0.0679个单位。社区健身活动场所个数的增加和工业污染源距离社区越远，代际经济支持会越少。

---

① 由于本章对代际经济支持金额进行了对数化处理，所以得到的估计参数值表示半弹性的概念。

表 7 - 3　回归方程的估计结果——控制政府可控因素

变量		回归Ⅲ：客观环境因素		回归Ⅳ：个人主观努力因素	
		整体健康	代际经济支持	整体健康	代际经济支持
关注因素	整体健康		- 2. 9930 *** （ - 0. 7803）		- 18. 2500 *** （ - 2. 6830）
	代际经济支持金额	- 0. 0142 *** （ - 0. 0028）		- 0. 0190 *** （ - 0. 0018）	
补偿原则	公共设施（可控）	0. 0016 ** （ - 0. 0007）	0. 0447 * （ - 0. 0238）		0. 0616 ** （ - 0. 0242）
	健身活动场所（可控）	- 0. 0177 ** （ - 0. 0072）	- 0. 5600 ** （ - 0. 26）		- 0. 8070 *** （ - 0. 2550）
	服务类组织（可控）	- 0. 0145 * （ - 0. 0077）	0. 0976 （ - 0. 2970）		- 0. 2600 （ - 0. 2800）
	工业污染源距离（可控）	- 0. 0002 *** （3.93×10^{-5}）	- 104. 4000 （ - 0. 0022）		- 0. 0049 *** （ - 0. 0015）
	厕所能否冲水	- 0. 0118 *** （ - 0. 0030）			
	是否有自来水	- 0. 0021 （ - 0. 0028）			
	年龄	0. 0035 *** （ - 0. 0003）	0. 1190 *** （ - 0. 0152）		0. 1450 *** （ - 0. 0070）
	性别	- 0. 0397 *** （ - 0. 0027）	- 0. 4860 * （ - 0. 2730）		- 0. 9660 *** （ - 0. 1330）
	家（户）平均收入	- 0. 0027 *** （ - 0. 0005）	- 0. 0679 *** （ - 0. 0225）		- 0. 0923 *** （ - 0. 0183）
	15 岁以前身体状况	- 0. 0025 （ - 0. 0025）			

续表

变量		回归Ⅲ：客观环境因素		回归Ⅳ：个人主观努力因素	
		整体健康	代际经济支持	整体健康	代际经济支持
回报原则	婚姻状况		0.7600 ***	− 0.0210 ***	0.4930 ***
			（− 0.1420）	（− 0.0031）	（− 0.1160）
	受教育情况			− 0.0025 ***	
				（− 0.0004）	
	工作经验			− 0.0044 ***	
				（− 0.0006）	
	是否吸烟			− 0.0012	
				（− 0.0034）	
	是否喝酒			0.0149 ***	
				（− 0.0031）	
	是否参加社交活动			− 0.0292 ***	
				（− 0.0031）	
	睡眠质量			− 0.0278 ***	
				（− 0.0028）	
	是否领取养老金		0.4740 ***	− 0.0132 ***	0.2640 *
			（− 0.1290）	（− 0.0040）	（− 0.1370）
	是否有存款		− 0.0037	0.0005	− 0.0101
			（− 0.0740）	（− 0.0028）	（− 0.0957）
	是否参加医疗保险		0.8070 ***	− 0.0235 ***	0.5410 ***
			（− 0.1720）	（− 0.0049）	（− 0.1660）
	医疗支出		0.0670 *	0.0042 ***	0.0972 ***
			（− 0.0404）	（− 0.0005）	（− 0.0212）
分类	户籍	− 0.0200 ***	− 0.4600 ***	− 0.0046	− 0.6740 ***
		（− 0.0030）	（− 0.1520）	（− 0.0030）	（− 0.1100）

续表

变量		回归Ⅲ: 客观环境因素		回归Ⅳ: 个人主观努力因素	
		整体健康	代际经济支持	整体健康	代际经济支持
分类	区域	− 0. 0149 ***	− 0. 6140 ***	0. 0018	− 0. 7670 ***
		(− 0. 0038)	(− 0. 1390)	(− 0. 0031)	(− 0. 1280)
	常数	0. 0966 ***	− 1. 2360	0. 2850 ***	− 0. 0825
		(− 0. 0092)	(− 0. 8540)	(− 0. 0201)	(− 0. 4750)
	拟合优度	0. 1950	0. 1130	0. 2840	0. 1540

（2）从个人主观努力因素角度看——自由回报原则

第一，整体健康与代际经济支持之间仍然存在相互促进作用关系，这与"补偿原则"下的回归结论相同。

第二，对比回归Ⅱ和回归Ⅳ结果可知，无论是对健康的影响效应数值、作用方向，还是对统计检验结果，两个联立方程组中整体健康生产函数估计结果相近。在人口学方面，有配偶的中老年人整体健康状况明显优于没有配偶的中老年人；受教育年限越长的中老年人，整体健康水平越高；工作经验越丰富，中老年人的整体健康水平越高。在生活方式方面，是否喝酒、是否参加社交活动和睡眠质量变量是影响整体健康的重要因素。不喝酒、多参加社交活动和睡眠质量好均能够有效地促进中老年人整体健康。在经济因素方面，是否领取养老金、是否参加医疗保险和医疗支出金额变量是影响整体健康的重要因素，中老年人领取养老保险和参加医疗保险均会提高整体健康水平。而医疗支出与整体健康状况之间存在显著的负相关，即健康水平越差的中老年人，所需的医疗支出越多。

第三，代际经济支持估计结果（回归Ⅳ）表明，有配偶的中老年人接受的代际经济支持金额比没有配偶的多 0. 4930%，说明家庭长辈人口数越多，子女（孙子女）的养老负担越重。从经济变量看，中老年人有存款、参加医疗保险均会减少代际经济支持金额，这与陈华帅和曾毅（2013）结论类似，即参与医疗保险，会减轻子女的养老负担。而医疗支出金额与代际经济支持呈正相关关系，父母（岳父母）的医疗支出越多，所接受来自子女（孙子女）的经济支持金额越多。

（3）从分类差异角度看

对于整体健康方面，"补偿原则"下我国中老年人整体健康水平存在明显的户籍差异和区域差异，即城镇中老年人整体健康水平优于农村中老年人整体健康水平，沿海地区中老年人整体健康水平优于内陆地区中老年人整体健康水平。在"回报原则"下，我国中老年人整体健康水平不存在明显的户籍差异和区域差异。在代际经济支持方面，无论在何种原则下，我国子女（孙子女）的养老负担均存在明显的户籍差异和区域差异。因此，在后续机会不平等分析中应充分考虑户籍和地域的差异。

7.2 养老负担视角下与代际经济支持有关的健康机会不平等测度

7.2.1 健康不平等 Erreygers 指数的扩展

为进一步研究事前补偿原则下，政府部门伸出"有形之手"后，我国中老年人健康机会不平等程度是否会改善？我们将上述联立方程组模型得到的健康预测值（$\hat{H}_{is}$）代入不平等测度指数中。当 $s=1$ 时，模型（7-1）未控制政府可调控的客观环境因素；当 $s=2$ 时，模型（7-1）控制政府可调控的客观环境因素。

设定 $I(\hat{H}_{is})$ 表示健康不平等指数。为了对比城乡间、地区间健康不平等的差异性，本章使用如下相对指标来衡量健康机会不平等缩小的程度：

$$I^{rel} = \frac{I(\hat{H}_{i1}) - I(\hat{H}_{i2})}{I(\hat{H}_{i1})} \qquad (7-3)$$

其中，I^{rel} 数值越大，表明不平等缩小的程度越大。按照不平等测度选择原则，若直接使用概要不平等测度来计算，则 $I(\hat{H}_{is})$ 代表着健康水平的不平等绝对程度，其数值越大表示不平等程度越大。

如何选择不平等指数来衡量健康不平等？通过前面的文献综述可知，健康不平等的测度方法主要分为两种：一是传统不平等测度指数，常用的指数为基尼系数、阿特金森族指数和泰尔指数，其中阿特金森族指数中含有不平等厌恶参数，当参数值发生变化时，不平等的测度结果亦会发生变化；二是集中指数及扩展指数，针对引起健康不平等的因素，通过构建计量经济学模型或是指数分解剖析出导致健康不平等的原因，常用的是集中指数、Wagstaff 指数和 Erreeygers 指数。表 7-4 分别给出了上述 6 种常用的不平等测度指数对应的原则。

表 7-4　　　　　　　不平等测度指数的选择原则

	不平等测度指数	弱转移原则	强转移原则	尺度无关性	可分解性
传统指数类型	基尼系数（Gini）	√	√	√	√
	阿特金森指数（A）	√	√	√	√
	泰尔指数（T）	√	√	√	√

续表

	不平等测度指数	Mirror	转移原则	尺度无关性	Level independence
集中指数集类型	集中指数（C）		√		
	Wagstaff（W）	√	√	√	
	Erreygers（E）	√	√	√	√

注：符号"√"表示指数满足对应的原则。

通过表 7 - 4 对比结果可知，根据标准：不平等指数满足的原则越全面，测度不平等程度越精确。传统不平等指数中基尼系数和泰尔指数四个原则均满足，集中指数集中 Erreygers 指数满足的原则最为全面。因此，为了测算与代际经济支持有关的健康不平等程度，Erreygers（2009）提出修正集中指数是最优选择，其具体计算公式如下：

$$E(H \mid z) = \frac{8}{N^2(H_{max} - H_{min})} \sum_{i=1}^{N} z_i H_i \qquad (7 - 4)$$

其中，$H_{min} \leqslant H_i \leqslant H_{max}$，$H_{min}$ 表示健康水平的最小值，H_{max} 表示健康水平的最大值。z_i 为修正权重，λ_i 为与个体 i 健康相关的代际经济支持因素的排序，z_i 的含义是 λ_i 相对于 $\frac{N+1}{2}$ 的偏离值，即 $z_i = \frac{N+1}{2} - \lambda_i$。当 $z_i > 0$ 时，表示个体 i 的子女为父母提供了较多的代际经济支持，属于子女养老负担较重的群体；当 $z_i < 0$ 时，表示个体 i 的子女为父母提供了较少的代际经济支持，属于子女养老负担较轻的群体；当 $z_i = 0$ 时，表示个体 i 的 λ_i 正好等于 $\frac{N+1}{2}$，恰好处于中间位置。

7.2.2　与代际经济支持有关的健康机会不平等测度结果

下面探究政府进行宏观调控后，我国中老年人健康机会不平等程度是否会改善。在表 7-2 和表 7-3 回归结果的基础上，一方面，仅针对整体健康估计值进行不平等测度，使用福利经济学理论得到基尼系数和阿特金森指数①，以及基于信息理论得到的泰尔指数；另一方面，为分析代际经济支持视角下整体健康机会不平等程度，利用公式（7-3）来测算。为确保分析结果的稳健性，同时使用了集中指数和 Wagstaff 指数。以上不平等测度方法结果见表 7-5。

表 7-5　补偿原则下整体健康机会不平等测度结果

模型	不平等测度	全样本	城镇	农村	沿海城镇	沿海农村	内陆城镇	内陆农村
回归 I	基尼系数	0.2021	0.2202	0.1892	0.2291	0.2062	0.2189	0.1772
	阿特金森指数（$\varepsilon = 0.5$）	0.0347	0.042	0.0296	0.0473	0.0356	0.0378	0.0255
	阿特金森指数（$\varepsilon = 1$）	0.0737	0.0909	0.0614	0.1047	0.0746	0.0798	0.0523
	泰尔指数	0.0664	0.0793	0.0574	0.0876	0.0686	0.0726	0.0499
	集中指数	0.1316	0.1509	0.1219	0.1576	0.1362	0.1492	0.1163
	Wagstaf 指数	0.2216	0.2445	0.2105	0.2464	0.2255	0.2478	0.206
	Erreygers 指数	0.2138	0.2311	0.206	0.2272	0.2175	0.2374	0.2025

---

①　阿特金森指数的计算公式为，$A(H \mid \varepsilon = 1) = 1 - \left[\dfrac{1}{N} \sum_{i=1}^{N} \left(\dfrac{H_i}{\overline{H}} \right)^{1-\varepsilon} \right]^{\frac{1}{1-\varepsilon}}$，$\varepsilon$ 表示不平等厌恶系数。

续表

模型	不平等测度	全样本	城镇	农村	沿海城镇	沿海农村	内陆城镇	内陆农村
回归Ⅲ	基尼系数	0.2007	0.2194	0.1875	0.2287	0.2032	0.2127	0.1768
	阿特金森指数（$\varepsilon = 0.5$）	0.0344	0.0419	0.0291	0.0471	0.0345	0.0375	0.0254
	阿特金森指数（$\varepsilon = 1$）	0.0732	0.0905	0.0604	0.1041	0.0719	0.0794	0.052
	泰尔指数	0.0657	0.079	0.0565	0.0873	0.0665	0.0717	0.0498
	集中指数	0.1281	0.1461	0.1194	0.1545	0.1331	0.144	0.1138
	Wagstaff 指数	0.2195	0.2405	0.2099	0.2434	0.225	0.2441	0.2048
	Erreygers 指数	0.2134	0.2294	0.2052	0.2258	0.2157	0.2362	0.2023
相对数（%）	基尼系数	0.6927	0.3633	0.8985	0.1746	1.4549	2.8323	0.2257
	阿特金森指数（$\varepsilon = 0.5$）	0.8646	0.2381	1.6892	0.4228	3.0899	0.7937	0.3922
	阿特金森指数（$\varepsilon = 1$）	0.6784	0.44	1.6287	0.5731	3.6193	0.5013	0.5736
	泰尔指数	1.0542	0.3783	1.5679	0.3425	3.0612	1.2397	0.2004
	集中指数	2.6596	3.1809	2.0509	1.967	2.2761	3.4853	2.1496
	Wagstaff 指数	0.9477	1.636	0.285	1.2175	0.2217	1.4931	0.5825
	Erreygers 指数	0.1871	0.7356	0.3883	0.6162	0.8276	0.5055	0.0988

　　在全样本下，通过基尼系数测算得到的健康机会不平等绝对程度为0.2021。阿特金森指数结果表明，随着社会成员对于健康机会不平等厌恶程度的容忍性增大，机会不平等程度也会随之增大。Erreygers指数测得的与代际经济支持有关健康机会不平等绝对程度为0.2138。从相对程度来看，无论是概要不平等测度还是与代际经济支持相关的不平等测度，结果均表明，控制政府

可调控的因素，即公共设施、健身活动场所、服务类组织和工业污染源距离，我国中老年人整体健康机会不平等相对程度均大于0，这说明政府通过加强对社区基础设施的建设，以及社区远离工业污染等举措可以在一定程度上缩小我国中老年人整体健康机会不平等程度。

从分类差异视角上看，首先，从户籍差异来看，我国中老年人整体健康机会不平等程度存在明显差异。通过绝对值比较发现，无论是从概要机会不平等测度还是从与代际经济支持有关的不平等测度，结果均显示，城镇中老年人健康机会不平等程度大于农村中老年人健康机会不平等程度；通过相对值比较发现，控制政府可调控的因素后，概要机会不平等测度显示，城镇中老年人健康机会不平等缩小程度小于农村中老年人健康机会不平等缩小程度；由与代际经济支持有关的不平等测度显示，城镇中老年人健康机会不平等缩小程度大于农村中老年人健康机会不平等缩小程度。

其次，从区域差异来看，根据概要机会不平等测度结果可知，沿海城镇的中老年人健康机会不平等的绝对程度排名第一，内陆城镇的中老年人健康机会不平等的绝对程度排名第二，沿海农村的中老年人健康机会不平等的绝对程度排名第三，内陆农村的中老年人健康机会不平等的绝对程度排名第四。从绝对数比较可发现，内陆城镇和沿海农村之间的差异较小；根据与代际经济支持有关的不平等测度结果可知，集中指数得到的结论与上述结论相同。但是 Wagstaff 指数和 Erreygers 指数结果却表明，沿海城镇的中老年人健康机会不平等的绝对程度排名与内陆城镇的中老年人健康机会不平等的绝对程度排名发生换位，其他地区排名保持不变。

最后，从相对程度来看，所得结论与上述相同，控制政府可调控的因素后，不同户籍间、不同区域间，我国中老年人整体健康机会不平等程度会缩小。

7.3 家庭养老视角下代际经济支持及其不平等对健康的作用

前面两个部分重点是从代际经济支持作为养老负担视角进行研究的。接下来，从家庭养老视角出发，重点研究代际经济支持作为农村老年人收入的重要来源之一，其不平等程度是否也会对老年人健康水平产生影响。

7.3.1 健康生产函数模型的建立

在第4章健康生产函数模型（4 - 37）的基础上，将家庭养老和社会养老同时作为投入要素，则健康生产函数的具体形式如下：

$$H^i = \alpha_0 + \alpha_1 OG_i + \alpha_2 PE_i + \sum_{l=1}^{L} \beta_l X_{il} + \mu_i \qquad (7-5)$$

其中，H_i 代表农村第 i 个老年人的健康状况，OG_i 代表家庭养老，PE_i 代表社会养老，X_{il} 为与健康相关的控制变量，L 表示控制变量的个数。通过上述计量模型来检验社会养老和家庭养老这两个要素是否均会促进老年人健康水平？当家庭养老和社会养老对应的系数 α_1，α_2 均大于 0，且通过统计检验，则有理由认为两者的边际产出是存在且有效的。

　　此外，收入不平等的问题不容忽视。家庭养老和社会养老共同作为农村老年人养老收入的重要来源，探究家庭养老和社会养老不平等对于健康的影响很有必要。收入作为健康的重要投入要素，同时也影响着健康投入的预算约束，收入不平等的加剧会扩大健康状况的不平等程度。收入不平等对健康有显著影响的事实已经被证实（李实和杨穗，2011；陈东和张郁杨，2015）。于是，在模型（7－5）的基础上，进一步探究养老模型的不平等程度对健康的影响效应，即引入家庭不平等（E_j^{OG}）指标和社会不平等（E_j^{PE}）指标，则上述健康生产函数可改写为：

$$Health_{ij} = \alpha_{00} + \alpha_{01} OG_{ij} + \alpha_{02} PE_{ij} + \alpha_{03} E_j^{OG}$$
$$+ \alpha_{04} E_j^{PE} + \sum_{l=1}^{L} \beta_{0l} X_{ijl} + \mu_{ij} \tag{7-6}$$

其中 $Health_{ij}$ 表示居住在第 j 个不同的省或市（州）第 i 个个体的健康状况。

　　由于模型（7－6）中引入了与个体层面不同层面的指标，因此应该对模型（7－6）进行分层线性回归估计。但是，在进行分层线性回归前，无条件平均模型首先应该被估计，利用该模型的估计结果并计算出组内相关系数（郭志刚和李剑钊，2006），用以判别分层模型建立的必要性，则无条件平均模型为：

$$Health_{ij} = \alpha_{00} + \sigma_{0j} + \mu_{ij} \tag{7-7}$$

其中，α_{00} 表示健康状况的总平均值。σ_{0j} 为固定参数，代表着省或市（州）层面的随机变量，意味着同一省或市（州）内所有个体所共有的特征。μ_{ij} 是个体层面的随机变量。

　　在模型（7－7）的基础上得到省之间（σ_{0j}）的变异值 t_0^2，个体之间（μ_{ij}）的变异值 σ_0^2。通过组内相关系数的计算公式 $\rho =$

$\dfrac{t_0^2}{t_0^2 + \sigma_0^2}$ 来测算省或市（州）随机变量的变异程度在总变异程度中所占的比例，通常 ρ 的取值越大，省或市（州）层面对被解释变量的影响程度越大。

7.3.2　数据、变量及描述性统计分析

（1）数据处理

本章所用数据在第 2 章的基础上，进一步对数据进行如下筛选：研究对象方面，考虑到新农保政策实施的对象为农村居民，且 60 岁以上的参保人员才会获取保险金，于是将研究对象设定为农村 60 岁及以上的老年人；按照 ID 将 2011 年的追踪调查数据与 2013 年数据进行匹配，筛选后最终样本量为 2 228 个，其中省级层面样本量为 25 个，地市（州）层面样本量为 98 个。

（2）变量的选取

被解释变量仍然使用整体健康水平，用代际经济支持来衡量家庭养老，用新型农村社会养老保险金来衡量社会养老。CHARLS 问卷中与新农保相关的问题较为全面，本章根据是否缴纳保险金、是否领取养老保险金以及每个月领取养老保险金的金额三个问题来获取新农保变量并进行对数化处理。CHARLS 问卷信息显示，新农保缴费对象中 86.23% 是受访者本身，该变量与子女代际经济支持的交叉可忽略不计。因此，新农保收入变量可以代表社会养老。最后，控制变量与上文相同。

（3）描述性统计分析

本章将农村老年人的收入划分成三个部分，分别为家庭养老、社会养老和其他收入。图 7 - 2 给出了农村老年人收入按

照年龄趋势的变化，表现为：随着老年人年龄的增加，其总收入水平呈现下降的趋势。从收入来源可知其根源，60～64 岁的农村老年人其他收入较高且其他收入中主要由劳动收入构成。该年龄段的老年人身体状况依然处于良好状况，出于家庭经济利益考量而继续从事劳动赚取报酬（姜向群和刘妮娜，2013）。随着年龄的增加，他们慢慢退出劳动力市场，相伴而来的家庭养老和社会养老在"老有所依"中的地位慢慢凸显出来。从绝对数值来看，相比于社会养老，家庭养老在总收入中所占比例较高，家庭养老仍是农村老年人养老的主要方式。但随着人口老龄化进程的推进以及新农保政策的进一步完善，社会养老的作用不容忽视。

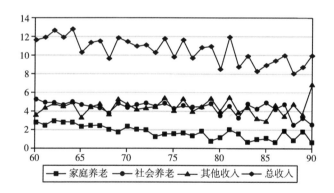

图 7-2　农村老年人收入来源趋势变化图

为能够初步探究农村老年人健康与养老金收入间的关系，本章分别讨论家庭养老和社会养老对健康的均值差异。从表 7-6 中明显可以看出：第一，无论是选取家庭养老或是社会养老的老年人，其整体健康水平、躯体健康及精神健康水平均优于未选取家庭养老和社会养老的老年人。第二，从绝对数值来看，相比于

社会养老，家庭养老改善农村老年人整体健康和精神健康的程度
更大。对于躯体健康来说，社会养老比家庭养老的改善程度更
大。在未控制任何变量的情况下可以初步判定，对于躯体健康维
度，社会养老的促进作用更强；对于精神健康维度，家庭养老的
促进作用更强。

表 7 - 6　　　家庭养老、社会养老和整体健康

健康水平	养老模式	养老金来源	样本量	均值	均值差	标准差
整体健康	家庭养老	接受代际经济支持	722	0.8449	0.0247	0.0941
		不接受代际经济支持	1 506	0.8202		0.1123
	社会养老	参与且领取新农保	1 544	0.8372	0.0130	0.1051
		未参与新农保	684	0.8242		0.1081
躯体健康	家庭养老	接受代际经济支持	722	0.8826	0.0316	0.0894
		不接受代际经济支持	1 506	0.8510		0.1077
	社会养老	参与且领取新农保	1 544	0.8715	0.0336	0.1003
		未参与新农保	684	0.8379		0.1094
精神健康	家庭养老	接受代际经济支持	722	0.5113	0.0176	0.2229
		不接受代际经济支持	1 506	0.4937		0.2450
	社会养老	参与且领取新农保	1 544	0.5021	0.0088	0.2349
		未参与新农保	684	0.4933		0.2389

7.3.3　家庭养老对农村老年人健康的影响

为研究新农保是否同代际经济支持一样对老年人健康有
正向促进作用，本章将控制变量，经济因素、社会人口学因
素、生活方式因素和环境因素引入模型（7-5）中，回归结果
见表 7 - 7。

表 7—7　　家庭养老和社会养老对农村老年人健康的影响的估计结果①

变量	整体健康		躯体健康		精神健康		自评健康
	回归 1	回归 2	回归 3	回归 4	回归 5	回归 6	回归 7
家庭养老（对数）	0.0039 ***	0.0033 ***	0.0027 ***	0.0024 ***	0.0032 **	0.0031 **	0.0204 ***
	(0.0006)	(0.0006)	(0.0006)	(0.0006)	(0.0016)	(0.0015)	(0.0073)
社会养老（对数）	1.85×10^{-3} ***	1.55×10^{-3} ***	8.37×10^{-4} **	3.50×10^{-4} **	1.89×10^{-3} ***	1.89×10^{-3} ***	0.0095 **
	(7.28×10^{-4})	(7.12×10^{-4})	(3.92×10^{-4})	(1.59×10^{-4})	(0.98×10^{-3})	(0.98×10^{-3})	(4.57×10^{-3})
其他收入（对数）		0.0029 ***	0.0023 ***	0.0023 ***	0.0030 ***	0.0031 ***	0.0221 ***
		(3.09×10^{-4})	(3.02×10^{-4})	(3.15×10^{-4})	(7.04×10^{-4})	(7.03×10^{-4})	(0.0031)
与子女往来频率						0.0241 **	
						(0.0118)	
年龄			0.0010 ***	0.0040 ***	0.0040 ***	0.0038 ***	0.0038 **
			(3.24×10^{-4})	(3.76×10^{-4})	(7.95×10^{-4})	(8.00×10^{-4})	(0.0018)
性别（1 = 男）			0.0379 ***	0.0308 ***	0.0933 ***	0.0963 ***	0.1130 *
			(0.0062)	(0.0067)	(0.0148)	(0.0148)	(0.0660)
婚姻（1 = 有配偶）			0.0065 **	0.0101 *	0.0195 **	0.0213 *	0.0414 **
			(0.0030)	(0.0052)	(0.0082)	(0.0120)	(0.0216)
受教育年限			0.0117 **	0.0141 ***	0.0188 *	0.0186 *	0.0036
			(0.0047)	(0.0049)	(0.0110)	(0.0110)	(0.0508)

① 因为模型中引入变量较多，所以进行了多重共线性检验：所有变量对应的 VIF 结果表明该模型不存在严重的多重共线性；同时为了避免异方差的干扰，模型中标准差的计算均采用了稳健标准差。

续表

变量	整体健康		躯体健康		精神健康		自评健康
	回归1	回归2	回归3	回归4	回归5	回归6	回归7
东部（参照＝西部）			0.0191*** (0.0052)	0.0091* (0.0054)	0.0278** (0.0123)	0.0262** (0.0123)	0.2720*** (0.0555)
中部（参照＝西部）			0.0071 (0.0053)	0.0013 (0.0057)	0.0102 (0.0124)	0.0092 (0.0124)	0.1240** (0.0541)
15岁以前的身体状况			0.0057 (0.0048)	0.0056 (0.0051)	0.0125 (0.0117)	0.0113 (0.0117)	0.0376 (0.0486)
吸烟（1＝不是）			0.0020 (0.0054)	0.0070 (0.0056)	0.0381*** (0.0128)	0.0389*** (0.0128)	0.0384 (0.0585)
喝酒（1＝不是）			0.0207*** (0.0046)	0.0245*** (0.0047)	0.0097 (0.0114)	0.0106 (0.0114)	0.1900*** (0.0511)
社交活动（1＝参加）			0.0178*** (0.0044)	0.0178*** (0.0046)	0.0104 (0.0103)	0.0106 (0.0103)	0.1260*** (0.0455)
厕所能否冲水（1＝能）			0.0107** (0.0047)	0.0114** (0.0050)	0.0218* (0.0114)	0.0209* (0.0114)	-0.0520 (0.0505)
室内整洁度（1＝好）			0.0140*** (0.0043)	0.0055 (0.0046)	0.0230** (0.0103)	0.0227** (0.0103)	0.1430*** (0.0454)
截距项	0.8280*** (0.0043)	0.8160*** (0.0045)	0.8210*** (0.0247)	1.0910*** (0.0283)	0.1060* (0.0620)	0.1080* (0.0621)	
F检验	20.3800***	42.6800***	24.7800***	32.4200***	10.7200***	10.3800***	151.3400***

注：*** 代表1%的显著水平，** 代表5%的显著水平，* 代表10%的显著水平。括号内的数值为稳健标准差，下同。

首先，从新农保作用整体健康结果来看，在没有引入任何控制变量的情况下，回归 1 结果表明家庭养老和社会养老均对农村老年人的整体健康有明显的促进作用。从绝对数值比较结果来看，老年人接受来自子女的代际经济支持金额每增加 1%，其整体健康水平平均提高 0.0039 个单位；老年人领取新农保金额每增加 1%，其整体健康水平平均提高 0.00185 个单位。可见，相比于社会养老，家庭养老对老年人的健康促进程度更强。在此基础上，控制其他收入变量后得到的结论相同，且其他收入变量每增加 1%，相应的整体健康水平平均提高 0.0029 个单位。新农保政策实施以来，社会养老的确能够有效地改善老年人健康状况，但是其改善程度仍低于家庭养老和其他收入部分。因此，新农保制度还有待进一步完善和加强，可适当提高参保金额以便获取更多的养老金，进而提高新农保在保护健康上的地位。

其次，进一步剖析家庭养老和社会养老对不同健康维度的作用情况。表 7-7 结果显示，在 5% 的显著水平下，无论是对农村老年人躯体健康维度还是对精神健康维度，家庭养老和社会养老均对这两方面有明显的促进作用。从绝对数值可以看出，一方面，相比于家庭养老，社会养老对于改善躯体健康和精神健康的程度较小，这与整体健康结论相同；另一方面，通过横向对比可知，家庭养老获得额度每增加 1%，躯体健康指数将平均提升 0.0024 个单位，精神健康指数将平均提升 0.0032 个单位。社会养老获得额度每增加 1%，躯体健康指数将平均提升 0.00035 个单位，精神健康指数将平均提升 0.00189 个单位。所有结果均表明，家庭养老和社会养老两种方式对于提高农村老年人精神健康方面的程度略大于其对躯体健康的影响。家庭养老方面不仅只包含代际经济支持，为了确保结论的可靠性，在回归 6 中引入与子女往来频率①，用来控制家庭养老中家庭交往方面（张晔等，2016）。回归 5 所得结论并没有发生改变。此外，与子女往来频率一年中每增加一天，农村老年人的精神健康水平会平均提高 0.0241 个单位，其改善老年人精神健康的程度远远大于物质层面。

最后，整体健康指标的构造主要是从客观因素的角度进行，为了能够进一步分析家庭养老和社会养老是否对健康的客观方面也同样存在促进作用，本章以自评健康作为被解释变量，引入同样的控制变量，通过建立有序 Probit 模型对上述回归结论进行稳健性检验。表 7-7 中回归 7 结果同样显示，经济层面的家庭养老和社会养老均对农村老年人的自评健康有显著的正向促进作用。具体来看，家庭养老金额每增加 1%，农村老年人自评健康变好上升的概率就会提高 2.04%。社会养老金额每增加 1%，农村老年人自评健康变好上升的概率就会提高 0.95%。这再次证实了"家庭养老比社会养老在改善老年人健康上的作用更强"这一结论。

7.3.4 家庭养老不平等对农村老年人健康的影响

首先，分层线性回归模型适用性检验——基于无条件平均模型。根据模型（7-6）可知，在进行分层线性回归模型之前，首先应该对无条件平均模型进行估计。表 7-8 分别汇报了基于省级层面数据和地市（州）层面数据下的无条件平均模型估计结果。基于省级层面的无条件平均模型回归结果显示，整体健康、躯体健康和精神健康对应的组内相关系数值分别为 0.0718、

---

① 与子女往来频率变量，根据 CHARLS 问卷中问题：CD003 您每隔多长时间见到孩子？来获取一年 365 天见到孩子的天数。

0.0673 和 0.0732，表明农村老年人健康变量中最少有 6.73% 的
变异性来源于省级层面；基于地市（州）层面的无条件平均模
型回归结果显示，整体健康、躯体健康和精神健康对应的组内相
关系数值分别为 0.0921、0.0871 和 0.0889，表明农村老年人健
康变量种最少有 8.71% 的变异性来源于地市（州）层面。一般
情况下，当组内相关系数（ρ）大于 0.59 时就应该考虑建立分层
线性模型（Cohen，1988）。同时，在 5% 的显著水平下，两个层
面对应的卡方检验结果均通过统计检验。因此，我们有充足的理
由认为采用分层线性回归模型进行实证分析是合理的。

表 7 - 8　　　　　　　　无条件平均模型估计结果

参数	基于省级层面			基于地市（州）层面		
	整体健康	躯体健康	精神健康	整体健康	躯体健康	精神健康
截距项	0.8275 ***	0.8910 ***	0.4964 ***	0.8283 ***	0.8906 ***	0.5031 ***
	(0.0037)	(0.0037)	(0.0087)	(0.0035)	(0.0038)	(0.0085)
随机效应						
省（市）之间 变异（群间变异）	0.0009	0.0010	0.0046	0.0011	0.0013	0.0054
	0.0141	0.0132	0.0336	0.0252	0.0271	0.0635
个体之间变异 （群内变异）	0.0113	0.0138	0.0585	0.0109	0.0133	0.0557
	0.1065	0.1177	0.2419	0.1045	0.1153	0.2361
组内相关系数	0.0718	0.0673	0.0732	0.0921	0.0871	0.0889
卡方检验	61.8446 ***	54.6647 ***	61.7431 ***	222.9499 ***	215.7899 ***	249.6906 ***
估计可信度	0.5470	0.4730	0.5690	0.5260	0.5130	0.5750
省市样本量	25	25	25	98	98	98
家庭样本量	2 228	2 228	2 228	2 228	2 228	2 228

其次，研究家庭养老和社会养老不平等对农村老年人健康的
影响。本章先以整体健康水平为被解释变量，控制省级层面家庭

养老和社会养老不平等，这一不平等指标可通过基尼系数测算获得。我们通过对模型（7-6）进行回归估计，估计结果记为回归1；在此基础上，进一步控制农村老年人其他收入不平等的基尼系数值，记为回归2。同理，以躯体健康作为被解释变量，记为回归3；以精神健康作为被解释变量，记为回归4。最后，引入了与子女往来频率变量，记为回归5。

表7-9汇报了基于省级层面的回归结果。从养老金来源不平等视角分析其对健康的作用情况：家庭养老和社会养老的基尼系数对农村老年人整体健康以及躯体健康的影响作用均不显著，当被解释变量为精神健康时，家庭养老和社会养老不平等对应的系数显著为负，即家庭养老不平等程度越大，老年人精神健康水平越差；社会养老不平等程度越大，老年人精神健康水平亦越差。而其他收入不平等，无论是对整体健康维度还是对躯体健康和精神健康维度，均有显著影响，即其他收入不平等程度越大，农村老年人健康水平越差，这与 Blakely 等（2000）所得结论类似。

表7-9　　家庭养老和社会养老不平等对农村老年人
健康的影响——基于省级层面

变量	整体健康		躯体健康		精神健康
	回归1	回归2	回归3	回归4	回归5
家庭养老不平等	-0.3399	-0.2712	0.1541	-0.7356*	-0.7314**
	(0.3294)	(0.3093)	(0.3719)	(0.3732)	(0.3554)
社会养老不平等	-0.0510	-0.5784	0.4479	-4.4225**	-4.2332**
	(1.7701)	(1.7809)	(1.6497)	(2.0672)	(2.0314)
其他收入不平等		-0.4293**	-0.8105**	-0.8059**	-0.7634*
		(0.2077)	(0.4052)	(0.4011)	(0.3926)

续表

变量	整体健康		躯体健康		精神健康
	回归 1	回归 2	回归 3	回归 4	回归 5
家庭养老（对数）	1.82×10^{-3} ***	1.84×10^{-3} ***	2.55×10^{-3} ***	3.08×10^{-3} *	2.94×10^{-3} *
	(6.72×10^{-4})	(6.70×10^{-4})	(8.26×10^{-4})	(1.74×10^{-3})	(1.78×10^{-3})
社会养老（对数）	5.93×10^{-4} **	5.81×10^{-4} **	1.55×10^{-4} **	2.09×10^{-3} **	2.08×10^{-3} **
	(2.21×10^{-4})	(2.24×10^{-4})	(0.82×10^{-4})	(1.09×10^{-3})	(1.08×10^{-3})
其他收入（对数）	2.31×10^{-3} ***	2.32×10^{-3} ***	2.26×10^{-3} ***	3.01×10^{-3} ***	3.07×10^{-3} ***
	(2.61×10^{-4})	(2.60×10^{-4})	(2.19×10^{-4})	(6.30×10^{-4})	(6.25×10^{-4})
与子女往来频率					0.0211 **
					(0.0096)
截距项	0.8228 ***	0.8257 ***	0.9103 ***	0.1103 **	0.1118 **
	(0.0189)	(0.0192)	(0.0289)	(0.0543)	(0.0546)
层 1 方差成分	0.0008	0.0009	0.0008	0.0047	0.0046
层 2 方差成分	0.0099	0.0098	0.0111	0.0552	0.0551
卡方检验	46.7261 ***	46.9352 ***	76.5679 ***	42.0019 ***	41.2495 ***
组内相关系数（ρ）	0.0792	0.0800	0.0696	0.0779	0.0776
可信度	0.5340	0.5440	0.6960	0.5090	0.5030
其他控制变量	是	是	是	是	是

　　最后，通过省级层面数据结果可知，农村老年人养老金不同来源的不平等程度对健康有一定程度的影响，然而即使是同一省级内部，不同地市（州）之间的农村养老金来源占比亦会存在不同。于是，本章在此基础上，将研究对象进一步细化到地市（州）层面，在模型（7-6）的基础上引入地市（州）层面的养老金不平等指标并进行回归估计，回归结果详见表7-10。回归

1 结果显示，在控制了养老不平等变量的状况下，家庭养老、社会养老和其他收入依然对老年人的健康有明显的促进作用。同时，家庭养老不平等和社会养老不平等在一定程度上对健康有负向作用，养老方式的不平等程度越大，老年人健康水平相应就越差。从健康的不同维度来看，家庭养老和社会养老不平等对躯体健康均没有显著的影响，然而两者对精神健康却有着显著的负向作用。由此可以看出，社会养老同家庭养老一样，均是农村老年人养老的重要资金来源之一。社会养老不平等和家庭养老不平等均有效作用老年人精神健康层面。

表 7 - 10　家庭养老和社会养老不平等对农村老年人
健康的影响——基于地市（州）层面

变量	整体健康		躯体健康		精神健康
	回归 1	回归 2	回归 3	回归 4	回归 5
家庭养老不平等	-0.1052^{*}	-0.1129^{*}	0.1226	-0.0271^{**}	-0.0357^{***}
	(0.0548)	(0.0651)	(0.0781)	(0.0134)	(0.0142)
社会养老不平等	-0.0621^{*}	-0.0928^{*}	-0.0497	-0.1908^{**}	-0.1962^{**}
	(0.0483)	(0.0536)	(0.0853)	(0.0988)	(0.0940)
其他收入不平等		-0.1288^{**}	-0.1594^{**}	-0.3958^{**}	-0.3727^{*}
		(0.0639)	(0.0776)	(0.1916)	(0.1905)
家庭养老（对数）	$1.71 \times 10^{-3 ***}$	$1.73 \times 10^{-3 ***}$	$2.33 \times 10^{-3 ***}$	$3.54 \times 10^{-3 **}$	$3.41 \times 10^{-3 **}$
	(6.52×10^{-4})	(6.50×10^{-4})	(7.47×10^{-4})	(1.78×10^{-3})	(1.78×10^{-3})
社会养老（对数）	$6.38 \times 10^{-4 ***}$	$6.00 \times 10^{-4 **}$	$2.40 \times 10^{-4 **}$	$1.89 \times 10^{-3 **}$	$1.92 \times 10^{-3 **}$
	(2.78×10^{-4})	(2.70×10^{-4})	(1.22×10^{-4})	(0.88×10^{-3})	(0.89×10^{-3})
其他收入（对数）	$2.23 \times 10^{-3 ***}$	$2.23 \times 10^{-3 ***}$	$2.18 \times 10^{-3 ***}$	$2.90 \times 10^{-3 ***}$	$2.97 \times 10^{-3 ***}$
	(2.97×10^{-4})	(2.96×10^{-4})	(2.95×10^{-4})	(8.27×10^{-4})	(8.16×10^{-4})
与子女往来频率					0.0191^{*}
					(0.0110)
截距项	0.8303^{***}	0.8314^{***}	0.9106^{***}	0.1086^{***}	0.1103^{***}
	(0.0222)	(0.0222)	(0.0262)	(0.0500)	(0.0504)

续表

变量	整体健康		躯体健康		精神健康
	回归 1	回归 2	回归 3	回归 4	回归 5
层 1 方差成分	0.0010	0.0011	0.0010	0.0053	0.0053
层 2 方差成分	0.0096	0.0096	0.0107	0.0527	0.0527
卡方检验	185.8028 ***	183.4906 ***	232.8363 ***	229.3769 ***	227.5853 ***
组内相关系数（ρ）	0.0947	0.1032	0.0858	0.0913	0.091
可信度	0.4610	0.4610	0.5560	0.5660	0.5640
其他控制变量	是	是	是	是	是

7.3.5　稳健性检验

上述实证分析使用基尼系数来衡量养老金不平等程度，这是衡量收入不平等最常用的指标，但是为了确保研究结论的稳健性和准确性，本章使用概要不平等测度中的泰尔指数[①]（Borrell 和 Talih，2011）再次对上述模型进行估计，回归结果如表 7-11 所示。无论从省级层面还是地级市（州）层面回归结果来看，家庭养老不平等、社会养老不平等和其他收入不平等分别对整体健康、躯体健康和精神健康的作用方向和统计显著性均与表 7-9和表 7-10 中的回归结果相一致。这足以说明本章所得结论的稳健性和准确性。

————————————

① 同基尼系数一样均针对非负且连续的变量本身，利用健康变量的分布特征来刻画健康不平等的程度。

表7-11　稳健性检验

变量	基于省级层面			基于地市（州）层面			
	整体健康	躯体健康	精神健康	整体健康	躯体健康	精神健康	精神健康
家庭养老不平等	-0.1849*	0.1165	-0.4565**	-0.2049	0.1386	-0.6139*	-0.6306*
社会养老不平等	-0.1072	-0.0833	-0.2426	-0.1226	-0.0978	-0.3527	-0.3542
其他收入不平等	-0.3075	0.3674	-1.1547**	-0.3009	-0.7297	-0.6444**	-0.6198**
	-0.268	-0.2872	-0.4346	-0.3252	-0.447	-1.3761	-1.3906
	-0.9415***	-2.0060*	-3.3498*	-0.3393*	-0.4838**	-1.3593*	-1.3040*
	-0.4407	-1.2362	-1.3937	-0.2062	-0.2356	-0.7131	-0.7117
家庭养老（对数）	1.83×10^{-3}***	2.54×10^{-3}***	3.09×10^{-3}***	1.73×10^{-3}***	2.34×10^{-3}***	3.56×10^{-3}***	3.43×10^{-3}***
	(6.68×10^{-4})	(8.23×10^{-4})	(1.74×10^{-3})	(6.93×10^{-4})	(7.49×10^{-4})	(1.78×10^{-3})	(1.78×10^{-4})
社会养老（对数）	5.56×10^{-4}**	1.89×10^{-4}	2.06×10^{-3}***	6.25×10^{-4}***	3.10×10^{-5}	2.05×10^{-3}***	2.04×10^{-3}***
	(2.13×10^{-4})	(1.02×10^{-4})	(1.01×10^{-3})	(3.25×10^{-4})	(2.19×10^{-4})	(1.59×10^{-4})	(1.59×10^{-4})
其他收入（对数）	2.32×10^{-3}***	2.26×10^{-3}***	2.98×10^{-3}***	2.24×10^{-3}	2.19×10^{-3}***	2.93×10^{-3}***	2.99×10^{-3}***
	(2.62×10^{-4})	(2.18×10^{-4})	(6.29×10^{-4})	(2.81×10^{-4})	(2.95×10^{-4})	(8.29×10^{-4})	(8.17×10^{-4})
与子女住来频率			0.0212**			0.0194*	
			-0.0096				-0.011

续表

变量	基于省级层面				基于地市（州）层面			
	整体健康	躯体健康	精神健康	精神健康	整体健康	躯体健康	精神健康	精神健康
截距项	0.8257***	0.9026***	0.1049**	0.1065**	0.8316***	0.9067***	0.1080***	0.1097***
	-0.0187	-0.028	-0.0525	-0.0529	-0.0245	-0.0262	-0.0502	-0.0507
层1方差成分	0.0006	0.0009	0.0034	0.0034	0.0008	0.0011	0.0054	0.0054
层2方差成分	0.0098	0.0111	0.0552	0.0551	0.0096	0.0107	0.0527	0.0527
卡方检验	43.9269***	71.2793***	37.9156**	37.2200**	185.1117***	234.6449***	226.0526***	224.0622***
组内相关系数（ρ）	0.061	0.076	0.0587	0.0584	0.0767	0.093	0.0932	0.0927
可信度	0.524	0.681	0.472	0.466	0.465	0.558	0.558	0.555
其他控制变量	是	是	是	是	是	是	是	是

第 8 章　主要研究结论、政策建议及研究展望

　　本章利用 CHARLS 数据库，主要围绕如何提高中国中老年人健康水平及如何缩小中老年人健康机会不平等程度这两个问题展开研究。首先，我们将研究内容具体细化为三个方面：第一，在事前补偿原则下，基于 MM 分解来测算我国城乡中老年人健康机会不平等差异程度；第二，在自由回报原则下，利用 PSM 模型构造最大努力程度，探究个体通过提高努力程度是否能够缩小健康机会不平等程度；第三，在农村地区经济、健康等相对落后，养老负担较重的背景下，探究代际经济支持对于健康及健康机会不平等的作用。其次，在通过对上述三个方面进行详细分析并得到结论后，针对改善中老年人健康机会不平等程度这一问题提出相应的对策及建议。最后，作者对未来相关研究进行展望。

8.1　主要研究结论

　　第一，客观环境、主观努力和代际经济支持均显著影响健康

产出水平。从客观环境因素视角下发现，家（户）人均收入、性别和年龄、活动健身场所、服务类组织、工业污染源距离、厕所是否能冲水和是否有自来水等因素均通过了统计意义上的显著性检验，这说明，政府部门可调控的因素对于中老年人健康水平的影响均存在显著的直接影响；从努力个体主观因素视角下发现，婚姻状况、受教育情况、工作经验、是否吸烟、是否饮酒、是否参加社会活动、睡眠质量、代际经济支持等因素均是影响中老年人健康的重要因素。整体健康水平与代际经济支持之间存在明显的相互促进作用。具体表现在：一方面，子女为父母提供的代际经济支持金额越多，则父母整体健康水平越高；另一方面，父母整体健康水平越好，则子女为其提供的代际经济支持金额越少，即养老负担越小。

第二，我国中老年人健康机会不平等现象存在于城乡、地区之间。通过分位数回归分解（MM 分解）发现，我国中老年人整体健康水平存在明显的城乡、沿海与内陆差异，且这种差异程度随着分位点的增加而扩大。其中，客观环境因素对于健康差异的影响主要体现在禀赋差异上，而个人主观因素对于健康差异的影响主要体现在系数差异上。这些差异亦会随着分位数的增加而增大。

第三，通过提高个体主观努力不仅能够改善中老年人的健康水平，同时也能够降低中老年人健康机会不平等程度。基于可观察到的努力个体主观因素，具体包括婚姻状况、受教育情况、工作经验、是否吸烟、是否饮酒、是否参加社会活动和睡眠质量等因素。通过 PSM 匹配得分、健康反事实分布的构建以及泰尔指数分解证实，当个体努力因素达到最大时，不仅能有改善中老年人的健康水平，同时也能够缩小中老年人的健康不平等程度。前文中全样本下整体健康的机会不平等程度降低了 19.6358%，躯体健康的机会不平等程度降低了 31.6297%，精神健康的机会不平等程度降低了 18.9634%。中年人和老年人样本下健康机会不平等程度仍然得到了缩小，中年人整体健康机会不平等缩小程度约为老年人整体健康机会不平等缩小程度的 2 倍。在考虑客观环境作用主观努力时，处于"坏"环境群组的个体，通过个人的努力能够极大地改善健康水平，并缩小了与处于"好"环境群组个体健康水平之间的差异。这再次验证了，通过提高主观努力能够改善健康机会不平等。

第四，代际经济支持紧密影响着我国中老年人健康不平等。从养老负担视角得到结论，使用 Erreygers 指数测得与代际经济支持有关健康机会不平等绝对程度为 0.2138，这表明代际经济支持对于健康机会不平等有一定程度的影响。将样本进行细化分析后可知，城镇中老年人健康机会不平等程度大于农村中老年人健康机会不平等程度。沿海城镇的中老年人健康机会不平等程度大于内陆城镇中老年人健康机会不平等程度，沿海农村的老年人健康机会不平等程度大于内陆农村老年人健康机会不平等程度。从家庭养老视角得到结论，家庭养老不平等程度越严重，老年人健康水平，尤其是精神健康水平越差。可见，养老金收入不平等问题不容忽视，养老金收入不平等现象的存在，不仅影响着老年人的身体健康，对老年人的精神健康同样存在影响。

8.2　政策建议

第一，基于政府部门责任视角，由健康生产函数的估计结果可知，健身活动场所、服务类组织和工业污染源距离均是影响健康的重要变量，以上三个方面可以成为政府部门缩小中老年人健康机会不平等的政策工具。具体来说，活动场所的提供量和服务类组织的建设会影响老年人参加身体锻炼和户外活动的次数，身体锻炼能够促进中老年人的健康水平（Kuvaja-Köllner 等，2013）。此外，环境因素会影响健康不平等状况，成为引发社会不平等新的原因（祁毓和卢洪友，2015），尤其是工业污染排放的废水和废弃物已经成为不容忽视的环境问题，有污染的工业企业应该远离生活区。政府部门在制定缩小健康不平等目标时，应该将重点放在机会平等上面，为我国中老年人获得健康环境提供一个相对平等的机会。根据机会平等理论，客观环境因素是造成不平等的重要原因（Fleurbaey 和 Pergine，2013），因此，政府部门应该充分重视客观环境因素的建设。

第二，基于个人责任视角，婚姻状况、受教育情况、工作经验、是否吸烟、是否饮酒、是否参加社会活动和睡眠质量等主观努力因素可成为缩小健康机会不平等的政策工具。具体来说，提升个体主观努力能动性，通过自身努力逐步缩小与处于"好"环境个体健康之间的差异。中老年人应该加强对于健康生活行为的把控，提高自律意识，如：减少吸烟频率，甚至戒烟；适量饮酒；注意夜间休息，从而改善睡眠质量。同时，积极参与社交活动，多与子女、邻居和朋友进行交往和互动。努力因素主要取决于生活方式因素，因此通过提高个人的努力程度，尤其是在退休后，将更多的时间和成本投入良好的生活方式中，则能更好地享受晚年生活。良好的生活方式能有效地改善或保持中老年人的健康水平。此外，婚姻是影响健康的重要因素。根据婚姻对于健康的"保护性"假说，良好的婚姻状况，能够督促和监督伴侣保持好的生活方式，尤其是身体方面的健康（Manzoli 等，2007），因此应该加强对农村人口婚姻观的教育和宣扬，社会针对老年人再婚行为也应给予更多的包容性和支持。

第三，政府可控制的客观环境因素会通过整体健康水平间接传递给代际经济支持变量，也会直接作用代际经济支持变量。在中老年人整体健康存在机会不平等的背景下，子女的养老负担也会不尽相同，且随着老龄化发展以及人均寿命的增加，健康水平的提高亦会带来长寿风险（陈翠霞等，2017）。基于个人责任视角，个体会面临长寿风险，即生存年支出大于所拥有的财富，由此给子女带来的养老负担会加重。本书实证结果表明，是否参加医疗保险是个人选择行为，但其对健康状况有显著的正向影响（潘杰等，2013）。因此，可激励个人通过参与养老保险来分散该风险。基于政府部门责任视角，为完善我国养老体系建设，应该充分重视医疗保险的作用，尤其是农村地区的新农合政策。它不仅能够有效地促进健康水平的提升，同时也会有效地减轻子女的养老负担（陈华帅和曾毅，2013）。

第四，改善农村地区老年人健康水平，农村老年人精神健康维度不容忽视。随着中国农村地区保障制度的建立和完善，老年人口的经济状况得到改善。身体健康往往更容易被观察和重视，相比之下对精神健康问题的关注却存在明显的缺口。随着城镇化发展，空巢老人常出现在农村地区，而相对空巢老人而言，与子女同住对老年人精神健康具有显著的积极效应（穆滢潭和原新，2016）。本书实证结果表明，与子女往来频率是提高农村老年人精神健康的重要因素。当前家庭养老为主、社会养老为辅的养老方式能够有效地提升农村老年人健康问题水平。因此，以家庭养老为主的模式下，子女应提高与父母的交往频率，这有助于照顾父母及提供精神慰藉。基于政府部门责任视角，为实现"十三五"国家老龄事业健康发展的目标，应当进一步完善农村养老体系尤其是新农保政策的实施。新农保政策可以成为提高农村老年人健康水平的重要政策工具，逐步让社会养老替代家庭养老，以减少子女负担。

综合分析，在机会平等理论框架下以"补偿原则"为基础，针对客观环境因素，政府部门通过制定合理的政策、采取有效的政策工具会大大缩小城镇与农村、沿海与内陆之间中老年人整体健康的机会不平等。

8.3　研究展望

本书从多个视角就"我国中老年人健康机会不平等"问题进行实证分析并得出了非常有意义结论，同时给出了相应的建议或解决方案。但是受计量方法和数据的限制，本书还存在许多不足之处，后续还需进一步深入探究：

第一，本书是基于可观测到的客观环境因素和主观努力因素而展开研究的，受微观调查数据限制，却忽略了未观测因素对于健康机会不平等的影响，因此，本书基于可观察到的环境因素测得的机会不平等数值只能看作真实机会不平等数值的下界（Ferreira 和 Gignoux，2011）。随着微观调查数据的丰富和发展，一方面可引入更多的客观环境因素，如环境因素（例如 PM2.5）、社会治安因素、母亲的受教育程度等；另一方面，也可引入更多的主观努力因素，如体育健身活动及运动强度（Lee 等，2012）等。这能够使所测度的健康机会不平等与真实的健康机会不平等更加接近，进而提高健康机会不平等测度的准确性。

第二，本书研究仅局限在截面数据层面。随着微观健康数据库的发展，未来可以进一步深入研究健康机会不平等的演化趋势。对健康不平等程度的演化过程进行分析，有助于更加深入和全面地了解健康不平等形成的时间趋势效应，同时也能够预测未来健康发展走势。

第三，精神健康水平应引起更多的关注。精神类疾病的发病率日益增高，精神类疾病已经引起全世界的重视。世界卫生组织2013年的全球疾病负担调查数据显示：精神类疾病平均占据了伤残所致生命年损失总数的20%以上，精神类疾病已经成为亚太地区第二大健康问题。因此，在未来研究中应该重点关注中老年人的精神健康问题，为提高精神健康水平献计献策。

参 考 文 献

一、英文部分

[1] Aaberge R, Mogstad M, Peragine V. Measuring long-term inequality of opportunity [J]. Journal of Public Economics, 2011, 95 (3): 193 –204.

[2] Ackermann R T, Cheadle A, Sandhu N, et al. Community exercise program use and changes in healthcare costs for older adults [J]. American Journal of Preventive Medicine, 2003, 25 (3): 232 – 237.

[3] Alberini A, Cropper M, Fu T T, et al. Valuing health effects of air pollution in developing countries: The case of Taiwan [J]. Journal of Environmental Economics and Management, 1997, 34 (2): 107 – 126.

[4] Almås I, Cappelen A W, Lind J T, et al. Measuring unfair (in) equality [J]. Journal of Public Economics, 2011, 95 (7): 488 –499.

[5] Almås I. Equalizing income versus equalizing opportunity: A comparison of the United States and Germany [C]. Inequality and Opportunity: Papers from the Second ECINEQ Society Meeting. Emerald Group Publishing Limited, 2008: 129 – 156.

[6] Appleton S. The impact of public services on health care and illness: A treatment effects model with sample selectivity [J]. Journal of African Economies, 1998, 7 (1): 1 - 33.

[7] Arneson R J. Equality and equal opportunity for welfare [J]. Philosophical Studies, 1989, 56 (1): 77 - 93.

[8] Asadullah M N, Yalonetzky G. Inequality of educational opportunity in India: Changes over time and across states [J]. World Development, 2012, 40 (6): 1151 - 1163.

[9] Autor D H, Katz L F, Kearney M S. Residualwage inequality: The role of composition and prices [R]. NBER Working Paper, 2005, 11628.

[10] Björklund A, Jäntti M, Rocmer J E. Equality of opportunity and the distribution of long-run income in Sweden [J]. Social Choice and Welfare, 2012, 39 (2): 675 - 696.

[11] Blakely T A, Kennedy B P, Glass R, et al. What is the lag time between income inequality and health status [J]? Journal of Epidemiology & Community Health, 2000, 54 (4): 318 - 319.

[12] Blanchard O J. Debt, deficits, and finite horizons [J]. Journal of Political Economy, 1985, 93 (2): 223 - 247.

[13] Blau P M, Ruan D. Inequality of opportunity in urban China and America [J]. Research in Social Stratification and Mobility, 1990 (9): 3 - 32.

[14] Borrell L N, Talih M. A symmetrized Theil index measure of health disparities: An example using dental caries in US children and adolescents [J]. Statistics in Medicine, 2011, 30 (3): 277 - 290.

[15] Bossert W, Fleurbaey M. Redistribution and compensation [J]. Social Choice and Welfare, 1996, 13 (3): 343 -355.

[16] Bossert W. Redistribution mechanisms based on individual characteristics [J]. Mathematical Social Sciences, 1995, 29 (1): 1 -17.

[17] Bourguignon F, Ferreira F H G, Menéndez M. Inequality of opportunity in Brazil [J]. Review of Income and Wealth, 2007, 53 (4): 585 -618.

[18] Braveman P, Gruskin S. Defining equity in health [J]. Journal of Epidemiology & Community Health, 2003, 57 (4): 254 -258.

[19] Brazier J, Usherwood T, Harper R, et al. Deriving a preference-based single index from the UK SF -36 Health Survey [J]. Journal of Clinical Epidemiology, 1998, 51 (11): 1115 -1128.

[20] Breen R, Jonsson J O. Inequality of opportunity in comparative perspective: Recent research on educational attainment and social mobility [J]. Annual Review of Sociology, 2005, 31 (1): 223 -243.

[21] Brunori P, Ferreira F H G, Peragine V. Inequality of opportunity, income inequality, and economic mobility: Some international comparisons [M]. Getting Development Right. Palgrave Macmillan US, 2013: 85 -115.

[22] Calo-Blanco A, García-Pérez J I. On the welfare loss caused by inequality of opportunity [J]. Journal of Economic Inequality, 2014, 12 (2): 221.

[23] Chatterji S, Byles J, Cutler D, et al. Present status and

future implications [J]. The Lancet, 2015, 385 (9967): 563 – 575.

[24] Checchi D, Peragine V, Serlenga L. Fair and unfair income inequalities in Europe [R]. 2010: 1 – 39.

[25] Checchi D, Peragine V. Inequality of opportunity in Italy [J]. Journal of Economic Inequality, 2010, 8 (4): 429 – 450.

[26] Checchi D, Peragine V. Regional disparities and inequality of opportunity: The case of Italy [R]. 2005: 1 – 29.

[27] Cogneau D, Mesplé-Somps S. Inequality of opportunity for income in five countries of Africa [C]. Inequality and Opportunity: Papers from the Second ECINEQ Society Meeting. Emerald Group Publishing Limited, 2008: 99 – 128.

[28] Cohen J. Statisticalpower analysis for the behavioral sciences [M]. New York: Academic Press, 1988.

[29] Cunha, F. and J. Heckman. The technology of skill formation [J]. American Economic Review, 2007 (97): 31 – 47.

[30] Cutler D M, Lleras-Muney A. Understanding differences in health behaviors by education [J]. Journal of Health Economics, 2010, 29 (1): 1 – 28.

[31] Datar A, Ghosh A, Sood N. Mortality risks, health endowments, and parental investments in infancy: Evidence from rural India [R]. National Bureau of Economic Research, 2007.

[32] Deutsch J, Alperin M N P, Silber J. Using theshapley decomposition to disentangle the impact of circumstances and efforts on health inequality [J]. Social Indicators Research, 2017 (1): 1 – 21.

[33] Devooght K. To each the same and to each his own: A proposal to measure responsibility-sensitive income inequality [J].

Economica, 2008, 75 (298): 280 - 295.

[34] Dworkin R. What is equality? Part 1: Equality of welfare [J]. Philosophy & Public Affairs, 1981: 185 - 246.

[35] Dworkin R. What is equality? Part 2: Equality of resources [J]. Philosophy & Public Affairs, 1981: 283 - 345.

[36] E. Leuven and B. Sianesi. (2003). PSMATCH2: Stata module to perform full Mahalanobis and propensity score matching, common support graphing, and covariate imbalance testing [C]. Encyclopedia of Philosophy.

[37] Eriksson T, Pan J, Qin X. The intergenerational inequality of health in China [J]. China Economic Review, 2014 (31): 392 - 409.

[38] Erreygers G. Correcting the concentration index [J]. Journal of Health Economics, 2009, 28 (2): 504 - 515.

[39] Everitt B, Landau S, Leese M, et al. Cluster analysis. 4th [M]. Arnold, London, 2001.

[40] Ferreira F H G, Gignoux J, Aran M. Measuring inequality of opportunity with imperfect data: The case of Turkey [J]. The Journal of Economic Inequality, 2011, 9 (4): 651 - 680.

[41] Ferreira F H G, Gignoux J. The measurement of inequality of opportunity: Theory and an application to Latin America [J]. Review of Income and Wealth, 2011, 57 (4): 622 - 657.

[42] Firpo S, Fortin N M, Lemieux T. Decomposing wage distributions using influence function projections [J]. Economics Working paper, University of British Columbia, 2007.

[43] Fleurbaey M, Maniquet F. Fair social orderings when a-

gents have unequal production skills [J]. Social Choice and Welfare, 2005, 24 (1): 93 – 127.

[44] Fleurbaey M, Maniquet F. Fair social orderings [J]. Economic Theory, 2008, 34 (1): 25 – 45.

[45] Fleurbaey M, Peragine V. Ex ante versus ex post equality of opportunity [J]. Economica, 2013, 80 (317): 118 – 130.

[46] Fleurbaey M, Schokkaert E. Unfair inequalities in health and health care [J]. Journal of Health Economics, 2009, 28 (1): 73 – 90.

[47] Fleurbaey M. Fairness, responsibility and welfare [M]. Book Manuscript, 2007.

[48] Fleurbaey M. Fairness, responsibility, and welfare [M]. Oxford University Press, 2008.

[49] Fleurbaey M. Three solutions for the compensation problem [J]. Journal of Economic Theory, 1995, 65 (2): 505 – 521.

[50] Folland S, Goodman A C, Stano M. Theeconomics of health and health care: pearson international edition [M]. Routledge, 2016.

[51] Fuhrer R, Stansfeld S A. How gender affects patterns of social relations and their impact on health: A comparison of one or multiple sources of support from close persons [J]. Social Science & Medicine, 2002, 54 (5): 811 – 825.

[52] Fuller T D, Tech V. Relationship status, health, and health behavior: An examination of cohabiters and commuters [J]. Sociological Perspectives, 2010, 53 (2): 221 – 245.

[53] Gakidou E E, Murray C J L, Frenk J. Defining and meas-

uring health inequality: An approach based on the distribution of health expectancy [J]. Bulletin of the World Health Organization, 2000, 78 (1): 42 –54.

[54] Gamboa L F, Waltenberg F D. Inequality of opportunity for educational achievement in Latin America: Evidence from PISA 2006 – 2009 [J]. Economics of Education Review, 2012, 31 (5): 694 –708.

[55] Giles J, Mu R. Elderly parent health and the migration decisions of adult children: Evidence from rural China [J]. Demography, 2007, 44 (2): 265 –288.

[56] Goldman D P, Smith J P. Can patient self-management help explain the SES health gradient [J]? Proceedings of the National Academy of Sciences, 2002, 99 (16): 10929 –10934.

[57] Gower J C. Ageneral coefficient of similarity and some of its properties [J]. Biometrics, 1971, 27 (4): 857 –871.

[58] Grossman M. On the concept of health capital and the demand for health [J]. Journal of Political economy, 1972, 80 (2): 223 –255.

[59] Grzywacz J G, Keyes C L M. Toward health promotion: Physical and social behaviors in complete health [J]. American Journal of Health Behavior, 2004, 28 (2): 99 –111.

[60] Gu D. General data quality assessment of the CLHLS [R]. Healthy longevity in China, 2008: 39 –60.

[61] Hans Keiding. Theoreticalhealth economics [M]. World Scientific Publishing, 2017.

[62] Heckman, J. J., Krueger, A. B., & Friedman,

B. M. Inequality in America: What role for human capital policies [M]? Cambridge, Mass. : MI Press, 2002.

[63] Henderson J W. Health economics and policy with economic applications [M]. Cengage Learning, 2012.

[64] Ingram H, Deleon P, Schneider A. Conclusion: Publicpolicy theory and democracy: The elephant in the corner [M]. Contemporary Approaches to Public Policy. Palgrave Macmillan UK, 2016.

[65] Johnson D R, Wu J. Anempirical test of crisis, social selection, and role explanations of the relationship between marital disruption and psychological distress: A pooled time-Series analysis of four-wave panel data [J]. Journal of Marriage and Family, 2002, 64 (1): 211 - 224.

[66] Juhn C, Murphy K M, Pierce B. Wage inequality and the rise in returns to skill [J]. Journal of Political Economy, 1993, 101 (3): 410 - 442.

[67] Jusot F, Tubeuf S, Trannoy A. Circumstances and efforts: How important is their correlation for the measurement of inequality of opportunity in health [J]? Health Economics, 2013, 22 (12): 1470 - 1495.

[68] Kakwani N. Income inequality and poverty [M]. Oxford University Press, 1990.

[69] Kerr, J. , S. Marshall, S. Godbole, S. Neukam, K. Crist, K. Wasilenko, S. Golshan, and D. Buchner. Therelationship between outdoor activity and health in older adults using GPS [J]. International Journal of Environmental Research and Public Health, 2012 (12):

4615 – 4625.

[70] Kim T H, Muller C. A test for endogeneity in conditional quantiles [J]. AMSE Working Papers from Aix-Marseille School of Economics, 2013.

[71] Kim, T. H. and C. Muller. Two-stage quantile regressions when the first stage is based on Quantile Regression [J]. The Econometrics Journal, 2004 (1): 218 – 231.

[72] Kitagawa E M, Hauser P M. Differential mortality in the United States: A study in socioeconomic epidemiology [M]. Harvard University Press, 1973.

[73] Kramer A F, Hahn S, Cohen N J, et al. Ageing, fitness and neurocognitive function [J]. Nature, 1999, 400 (6743): 418 – 419.

[74] Kranich L. Equitable opportunities: An axiomatic approach [J]. Journal of Economic Theory, 1996, 71 (1): 131 – 147.

[75] Kuvaja-Köllner, V., H. Valtonen, P. Komulainen, M. Hassinen, andR. Rauramaa. The impact of time cost of physical exercise on health outcomes by older adults: The DR's EXTRA study [J]. The European Journal of Health Economics, 2013 (3): 471 – 479.

[76] Lamb K A, Lee G R, DeMaris A. Union formation and depression: Selection and relationship effects [J]. Journal of Marriage and Family, 2003, 65 (4): 953 – 962.

[77] Lancaster K J. A new approach to consumer theory [J]. Journal of Political Economy, 1966, 74 (2): 132 – 157.

[78] Lee I M, Shiroma E J, Lobelo F, et al. Effect of physical inactivity on major non-communicable diseases worldwide: An analy-

sis of burden of disease and life expectancy [J]. The Lancet, 2012, 380 (9838): 219 - 229.

[79] Lefranc A, Pistolesi N, Trannoy A. Equality of opportunity and luck: Definitions and testable conditions, with an application to income in France [J]. Journal of Public Economics, 2009, 93 (11): 1189 - 1207.

[80] Lefranc A, Pistolesi N, Trannoy A. Inequality of opportunities vs. inequality of outcomes: Are Western societies all alike [J]? Review of Income and Wealth, 2008, 54 (4): 513 - 546.

[81] Liang J, McCarthy J F, Jain A, et al. Socioeconomic gradient in old age mortality in Wuhan, China [J]. The Journals of Gerontology Series B: Psychological Sciences and Social Sciences, 2000, 55 (4): S222 - S233.

[82] Lippert-Rasmussen K. Egalitarianism, option luck, and responsibility [J]. Ethics, 2001, 111 (3): 548 - 579.

[83] Lippert-Rasmussen, K., Justice and bad luck [M]. In: Zalta, The Stanford, 2005.

[84] Lorenz F O, Wickrama K A S, Conger R D, et al. Theshort-term and decade-long effects of divorce on women's midlife health [J]. Journal of Health and Social Behavior, 2006, 47 (2): 111 - 125.

[85] Luttens R I. Lorenz dominance and non-welfaristic redistribution [J]. Social Choice and Welfare, 2007, 28 (2): 281 - 302.

[86] Manzoli L, Villari P, Pirone G M, et al. Marital status and mortality in the elderly: A systematic review and meta-analysis [J]. Social Science & Medicine, 2007, 64 (1): 77 - 94.

[87] Marmot M G, Shipley M J, Rose G. Inequalities in death——specific explanations of a general pattern [J]? Lancet, 1984, 323 (8384): 1003 – 1006.

[88] Marrero G A, Rodríguez J G. Inequality of opportunity and growth [J]. Journal of Development Economics, 2013, 104: 107 – 122.

[89] Marrero G A, Rodríguez J G. Inequality of opportunity in Europe [J]. Review of Income and Wealth, 2012, 58 (4): 597 – 621.

[90] Mata, J. and J. Machado. Counterfactual decomposition of changes in wage distributions using quantile regression [J]. Journal of Applied Econometrics, 2005 (4): 445 – 465.

[91] Meara E R, Richards S, Cutler D M. The gap gets bigger: Changes in mortality and life expectancy, by education, 1981 – 2000 [J]. Health Affairs, 2008, 27 (2): 350 – 360.

[92] Moen E R. Education, ranking, and competition for jobs [J]. Journal of Labor Economics, 1999, 17 (4): 694 – 723.

[93] Mokdad A H, Marks J S, Stroup D F, et al. Actual causes of death in the United States, 2000 [J]. Jama the Journal of the American Medical Association, 2004, 291 (10): 1238 – 1245.

[94] Munro J, Brazier J, Davey R, et al. Physical activity for the over-65s: Could it be a cost-effective exercise for the NHS [J]? Journal of Public Health, 1997, 19 (4): 397 – 402.

[95] Murphy S L, Xu J, Kochanek K D. Deaths: Final data for 2010 [J]. National vital statistics reports: from the centers for disease control and prevention, National Center for Health Statistics, National Vital Statistics System, 2013, 61 (4): 1 – 117.

［96］ Murray C J L, Kulkarni S C, Michaud C, et al. Eight Americas: Investigating mortality disparities across races, counties, and race-counties in the United States ［J］. PLoS Medicine, 2006, 3 (9): e260.

［97］ Muscari A, Giannoni C, Pierpaoli L, et al. Chronic endurance exercise training prevents aging-related cognitive decline in healthy older adults: A randomized controlled trial ［J］. International Journal of Geriatric Psychiatry, 2010, 25 (10): 1055 - 1064.

［98］ Mustard C A, Derksen S, Berthelot J M, et al. Age-specific education and income gradients in morbidity and mortality in a Canadian province ［J］. Social Science & Medicine, 1997, 45 (3): 383 - 397.

［99］ Nicholl J P, Coleman P, Brazier J E. Health and health care costs and benefits of exercise ［J］. Pharmacoeconomics, 1994, 5 (2): 109 - 122.

［100］ Nilsson W. Opportunities, preferences and incomes ［J］. Umea Economic Studies, 2005, 649.

［101］ Nordhaus W D. The health of nations: The contribution of improved health to living standards ［R］. National Bureau of Economic Research, 2002.

［102］ Nozick R. Anarchy, state, and utopia ［M］. Basic Books, 2013.

［103］ Oaxaca, R. Male-female wage differentials in urban labor markets ［J］. International Economic Review, 1973, 14 (3): 693 - 709.

［104］ O'Neill D, Sweetman O. Equality of opportunity and kernel density estimation: An application to intergenerational mobility [R]. Department of Economics, Finance and Accounting, National University of Ireland Maynooth, 1999.

[105] Østbye T, Taylor D H, Jung S H. A longitudinal study of the effects of tobacco smoking and other modifiable risk factors on ill health in middle-aged and old Americans: Results from the Health and Retirement Study and Asset and Health Dynamics among the Oldest Old survey [J]. Preventive Medicine, 2002, 34 (3): 334 – 345.

[106] Pierce J J, Siddiki S, Jones M D, et al. Social construction and policy design: A review of past applications [J]. Policy Studies Journal, 2014, 42 (1): 1 – 29.

[107] Pistolesi N. Inequality of opportunity in the land of opportunities, 1968 – 2001 [J]. Journal of Economic Inequality, 2009, 7 (4): 411 – 433.

[108] Pratt M, Macera C A, Wang G. Higher direct medical costs associated with physical inactivity [J]. The Physician and Sportsmedicine, 2000, 28 (10): 63 – 70.

[109] Ramos X, Van de Gaer D. Empirical approaches to inequality of opportunity: Principles, measures, and evidence [C]. 2012.

[110] Rawls J. A theory of justice [M]. Harvard University Press, 1973.

[111] Rockwood K, Song X, MacKnight C, et al. A global clinical measure of fitness and frailty in elderly people [J]. Canadian Medical Association Journal, 2005, 173 (5): 489 – 495.

[112] Roemer J E. A pragmatic theory of responsibility for the egalitarian planner [J]. Philosophy & Public Affairs, 1993: 146 –

166.

［113］Roemer J E. Defending equality of opportunity ［J］. The Monist, 2003, 86 (2): 261 - 282.

［114］Roemer J E. Equality of Opportunity ［M］. Cambridge Univ Press, 1998, 1 (14): b1 - b4.

［115］Roemer J E. On responsibility sensitive egalitarian allocation rules ［R］. Harvard University, Unpublished Manu Script, 2010.

［116］Rosa Dias P, Jones A M. Giving equality of opportunity a fair innings ［J］. Health Economics, 2007, 16 (2): 109 - 112.

［117］Rosa Dias P. Inequality of opportunity in health: evidence from a UK cohort study ［J］. Health Economics, 2009, 18 (9): 1057 - 1074.

［118］Rosenbaum, P. R., and B. R. Donald. The central role of the propensity score in observational studies for causal effects ［J］. Biometrika, 1983, 70 (1): 41 - 55.

［119］Sapata C, Ramos Morilla X. Essays on equality of opportunity ［R］. 2013.

［120］Scafato E, Galluzzo L, Gandin C, et al. Marital and cohabitation status as predictors of mortality: A 10-year follow-up of an Italian elderly cohort ［J］. Social Science & Medicine, 2008, 67 (9): 1456 - 1464.

［121］Schneider A L, Ingram H M. Policy design for democracy ［M］. Policy Design for Democracy. University Press of Kansas, 1997.

［122］Schneider A, Ingram H, Deleon P. Democratic policy design: Social construction of target populations ［M］. Theories of the Policy Process. 2014: 105 - 150.

[123] Schneider A, Ingram H. Social construction of target populations: Implications for politics and policy [J]. American Political Science Review, 1993, 87 (2): 334 – 347.

[124] Schoen C, Davis K, DesRoches C, et al. Health insurance markets and income inequality: Findings from an international health policy survey [J]. Health Policy, 2000, 51 (2): 67 – 85.

[125] Scodellaro C, Khlat M, Jusot F. Intergenerational financial transfers and health in a national sample from France [J]. Social Science & Medicine, 2012, 75 (7): 1296 – 1302.

[126] Sen, Amartya, K. Development as freedom [M]. New York: Alfred A. Knopf, Inc, 1999.

[127] Sen, Amartya, K. 以自由看待发展. 北京: 中国人民大学出版社, 2002.

[128] Sewell W H. Inequality of opportunity for higher education [J]. American Sociological Review, 1971, 36 (5): 793 – 809.

[129] Shlomi Segall, Health, luck, and justice [M], Princeton University Press, 2009.

[130] Sindelar J L, Fletcher J, Falba T, et al. Impact of first occupation on health at older ages [R]. National Bureau of Economic Research, 2007.

[131] Smiley-Oyen A L, Lowry K A, Francois S J, et al. Exercise, fitness, and neurocognitive function in older adults: The "selective improvement" and "cardiovascular fitness" hypotheses [J]. Annals of Behavioral Medicine, 2008, 36 (3): 280.

[132] Smith G D, Shipley M J, Batty G D, et al. Physical activity and cause-specific mortality in the Whitehall study [J]. Public

Health, 2000, 114 (5): 308 – 315.

[133] Srabstein J C, Leventhal B L. Prevention of bullying-related morbidity and mortality: a call for public health policies [J]. Bulletin of the World Health Organization, 2010, 88 (6): 403 – 404.

[134] Stekhoven, D. J. , and P. Bühlmann, Miss Forest-nonparametric missing value imputation for Mixed-type Data [J]. Bioinformatics, 2012 (28), 112 – 118.

[135] Stock J H, Yogo M. Testing for weak instruments in linear IV regression [J]. Nber Technical Working Papers, 2005, 14 (1): 80 – 108.

[136] Stokols D, Allen J, Bellingham R L. The social ecology of health promotion: implications for research and practice [J]. American Journal of Health Promotion, 1996, 10 (4): 247 – 251.

[137] Talbot L A, Morrell C H, Metter E J, et al. Comparison of cardiorespiratory fitness versus leisure time physical activity as predictors of coronary events in men aged ≤65 years and >65 years [J]. The American Journal of Cardiology, 2002, 89 (10): 1187 – 1192.

[138] Taylor-Piliae R E, Newell K A, Cherin R, et al. Effects of Tai Chi and Western exercise on physical and cognitive functioning in healthy community-dwelling older adults [J]. Journal of Aging and Physical Activity, 2010, 18 (3): 261 – 279.

[139] Thoits P A. Multiple identities: Examining gender and marital status differences in distress [J]. American Sociological Review, 1986: 259 – 272.

[140] Thurston R C, Kubzansky L D, Kawachi I, et al. Is the association between socioeconomic position and coronary heart disease

stronger in women than in men ［J］? American Journal of Epidemiology, 2005, 162 (1): 57 - 65.

［141］ Trannoy A, Tubeuf S, Jusot F, et al. Inequality of opportunities in health in France: A first pass ［J］. Health Economics, 2010, 19 (8): 921 - 938.

［142］ Tsuchiya A, Dolan P. Being reasonable about equity and fairness: Looking back and extending the Williams way ［M］. W: The ideas and influence of Alan Williams, Ed. A. Mason, A. Towse. Radcliffe Pub. , Abingdon, 2008: 86.

［143］ Umberson D, Williams K, Powers D A, et al. You make me sick: Marital quality and health over the life course ［J］. Journal of Health and Social Behavior, 2006, 47 (1): 1 - 16.

［144］ Vallentyne P. Brute luck, option luck, and equality of initial opportunities ［J］. Ethics, 2002, 112 (3): 529 - 557.

［145］ Van De Gaer D F G. Equality of opportunity and investment in human capital ［R］. 1995.

［146］ Viscusi W K, Aldy J E. The value of a statistical life: A critical review of market estimates throughout the world ［J］. Journal of Risk and Uncertainty, 2003, 27 (1): 5 - 76.

［147］ Wagstaff A, Paci P, Van Doorslaer E. On the measurement of inequalities in health ［J］. Social Science & Medicine, 1991, 33 (5): 545 - 557.

［148］ Wagstaff A, Van Doorslaer E, Watanabe N. On decomposing the causes of health sector inequalities with an application to malnutrition inequalities in Vietnam ［J］. Journal of Econometrics, 2003, 112 (1): 207 - 223.

［149］Wagstaff A, Van Doorslaer E. Equity in the finance of health care: Some international comparisons ［J］. Journal of Health Economics, 1992, 11 (4): 361 – 387.

［150］Wagstaff A, Van Doorslaer E. Income inequality and health: What does the literature tell us ［J］? Annual Review of Public Health, 2000, 21 (1): 543 – 567.

［151］Wagstaff A. The bounds of the concentration index when the variable of interest is binary, with an application to immunization inequality ［J］. Health Economics, 2005, 14 (4): 429 – 432.

［152］Waite L, Gallagher M. The case for marriage: Why married people are healthier, happier, and better-off financially ［M］. Westminster, MD: Broadway Books, 2000.

［153］Ware J E, Gandek B. Overview of the SF-36 health survey and the international quality of life assessment (IQOLA) project ［J］. Journal of Clinical Epidemiology, 1998, 51 (11): 903 – 912.

［154］Ware J E, Kosinski M, Dewey J E, et al. SF-36 health survey: Manual and interpretation guide ［M］. Quality Metric Inc. , 2000.

［155］Williams L. Physical activity and public health in older adults ［J］. Circulation, 2007, 116 (9): 1094 – 1105.

［156］Wilmoth J, Koso G. Does marital history matter? Marital status and wealth outcomes among preretirement adults ［J］. Journal of Marriage and Family, 2002, 64 (1): 254 – 268.

［157］Wu Z, Hart R. The effects of marital and nonmarital union transition on health ［J］. Journal of Marriage and Family, 2002, 64 (2): 420 – 432.

［158］Xu L，Chi I. Life satisfaction among rural Chinese grandparents：The roles of intergenerational family relationship and support exchange with grandchildren ［J］. International Journal of Social Welfare，2011，20（1）：148 - 159.

［159］Youngblut J A M，Brooten D，Cantwell G P，et al. Parent health and functioning 13 months after infant or child NICU/PICU death ［J］. Pediatrics，2013，132（5）：e1295 - e1301.

［160］Zheng H，Thomas P A. Marital status，self-rated health，and mortality：overestimation of health or diminishing protection of marriage ［J］? J Health Soc Behav，2013，54（1）：128 - 143.

二、中文部分

［1］曹萌，雷鹏，吴擢春. 中国婴儿死亡率性别比的地域差异 ［J］. 中国卫生统计，2013（2）：162 - 166.

［2］曾宪新. 我国老年人口健康水平的综合分析 ［J］. 人口与经济，2010（5）：80 - 85.

［3］陈翠霞，王绪瑾，周明. 我国长寿风险的评估模型与管理策略综述——基于人口发展新常态视角 ［J］. 保险研究，2017（1）：46 - 55.

［4］陈东，黄旭锋. 机会不平等在多大程度上影响了收入不平等？——基于代际转移的视角 ［J］. 经济评论，2015（1）：3 - 16.

［5］陈东，张郁杨. 与收入相关的健康不平等的动态变化与分解——以我国中老年群体为例 ［J］. 金融研究，2015（12）：1 - 16.

［6］陈华帅，曾毅. "新农保"使谁受益：老人还是子女？

[J]. 经济研究，2013（8）：55 - 67.

[7] 陈华帅，魏强. 婚姻对老年健康与存活影响的经济学理论研究 [J]. 中国卫生经济，2009，28（10）：9 - 13.

[8] 程令国，张晔，刘志彪. "新农保"改变了中国农村居民的养老模式吗？[J]. 经济研究，2013（8）：42 - 54.

[9] 程令国，张晔，沈可. 教育如何影响了人们的健康？——来自中国老年人的证据 [J]. 经济学（季刊），2015（1）：305 - 330.

[10] 程令国，张晔. "新农合"：经济绩效还是健康绩效 [J]？经济研究，2012（1）：120 - 133.

[11] 邓曲恒. 中国城镇地区的健康不平等及其分解 [J]. 中国社会科学院研究生院学报，2010（5）：62 - 68.

[12] 邓婷鹤，何秀荣. 退休对男性老年人健康的影响——基于断点回归的实证研究 [J]. 人口与经济，2016（6）：82 - 91.

[13] 杜学梅. 慢性酒精性肝病与长期饮酒健康老人的分析 [J]. 现代医药卫生，2004，20（10）：897 - 898.

[14] 樊桦. 农村居民健康投资不足的经济学分析 [J]. 中国农村观察，2001（6）：37 - 43.

[15] 龚锋，李智，雷欣. 努力对机会不平等的影响：测度与比较 [J]. 经济研究，2017（3）：76 - 90.

[16] 顾大男. 婚姻对中国高龄老人健康长寿影响的性别差异分析 [J]. 中国人口科学，2003（3）：32 - 40.

[17] 顾海，李佳佳. 机会不平等对城乡居民医疗需求的影响研究 [J]. 江苏社会科学，2012（2）：52 - 56.

[18] 顾和军，刘云平. 与收入相关的老人健康不平等及其

分解——基于中国城镇和农村的经验研究 [J]. 南方人口, 2011, 26 (4): 1-9.

[19] 郭志刚, 李剑钊. 农村二孩生育间隔的分层模型研究 [J]. 人口研究, 2006, 30 (4): 2-11.

[20] 何靖. 延付高管薪酬对银行风险承担的政策效应——基于银行盈余管理动机视角的 PSM—DID 分析 [J]. 中国工业经济, 2016 (11): 126-143.

[21] 何立新, 潘春阳. 破解中国的"Easterlin 悖论": 收入差距, 机会不均与居民幸福感 [J]. 管理世界, 2011 (8): 11-22.

[22] 何松柏, 李树凯, 关鹏, 等. 辽宁省居民吸烟和饮酒对健康自评的影响研究 [J]. 中国卫生统计, 2016, 33 (1): 125-127.

[23] 贺立龙, 姜召花. 新农保的消费增进效应——基于 CHARLS 数据的分析 [J]. 人口与经济, 2015 (1): 116-125.

[24] 侯猛. 性别工资差异与工资歧视——基于 RIF 回归的分解方法 [J]. 南方人口, 2016 (1): 18-25.

[25] 胡琳琳. 我国与收入相关的健康不平等实证研究 [J]. 卫生经济研究, 2005 (12): 13-16.

[26] 黄宏伟, 展进涛, 陈超. "新农保"养老金收入对农村老年人劳动供给的影响 [J]. 中国人口科学, 2014 (2): 106-115.

[27] 黄洁萍, 尹秋菊. 社会经济地位对人口健康的影响——以生活方式为中介机制 [J]. 人口与经济, 2013 (3): 26-34.

[28] 黄潇. 与收入相关的健康不平等扩大了吗 [J]. 统计研究, 2012, 29 (6): 51-59.

［29］黄永昌．中国卫生情［M］．上海医科大学出版社，1994：35．

［30］江求川，任洁，张克中．中国城市居民机会不平等研究［J］．世界经济，2014（4）：111 - 138．

［31］江求川．中国福利不平等的演化及分解［J］．经济学（季刊），2015（3）：1417 - 1444．

［32］姜向群，刘妮娜．我国农村老年人过度劳动参与问题研究［J］．中州学刊，2013（12）：73 - 77．

［33］焦开山．健康不平等影响因素研究［J］．社会学研究，2014（5）：24 - 46．

［34］解垩．"新农保"对农村老年人劳动供给及福利的影响［J］．财经研究，2015，41（8）：39 - 49．

［35］解垩．与收入相关的健康及医疗服务利用不平等研究［J］．经济研究，2009，2（8）：92 - 105．

［36］雷晓燕，谭力，赵耀辉．退休会影响健康吗［J］？经济学（季刊），2010，9（4）：1539 - 1558．

［37］雷欣，陈继勇．收入流动性与收入不平等：基于CHNS 数据的经验研究［J］．世界经济，2012（4）：84 - 104．

［38］李春玲．"80 后"的教育经历与机会不平等［J］．中国社会科学，2014（4）：66 - 77．

［39］李春玲．高等教育扩张与教育机会不平等［J］．社会学研究，2010（3）：99 - 105．

［40］李春玲．社会政治变迁与教育机会不平等——家庭背景及制度因素对教育获得的影响（1940 - 2001）（英文）［J］．中国社会科学：英文版，2003（4）：62 - 79．

［41］李华，俞卫．政府卫生支出对中国农村居民健康的影

响 [J]. 中国社会科学, 2013 (10): 41 - 60.

[42] 李建新, 李春华. 城乡老年人口健康差异研究 [J]. 人口学刊, 2014 (5): 37 - 47.

[43] 李建新, 李毅. 性别视角下中国老年人健康差异分析 [J]. 人口研究, 2009, 33 (2): 48 - 57.

[44] 李任玉, 杜在超, 何勤英, 等. 富爸爸, 穷爸爸和子代收入差距 [J]. 经济学 (季刊), 2015, 14 (1): 231 - 258.

[45] 李实, 杨穗. 养老金收入与收入不平等对老年人健康的影响 [J]. 中国人口科学, 2011 (3): 26 - 33.

[46] 李婷, 张闫龙. 出生队列效应下老年人健康指标的生长曲线及其城乡差异 [J]. 人口研究, 2014 (2): 18 - 35.

[47] 李莹, 吕光明. 机会不平等在多大程度上引致了我国城镇收入不平等 [J]. 统计研究, 2016, 33 (8): 63 - 72.

[48] 厉以宁. 经济学的伦理问题——效率与公平 [J]. 经济学动态, 1996 (7): 3 - 13.

[49] 刘宝, 胡善联. 收入相关健康不平等实证研究 [J]. 卫生经济研究, 2003 (1): 14 - 16.

[50] 刘国恩, William H. D., 傅正泓, John A. 中国的健康人力资本与收入增长 [J]. 经济学 (季刊), 2004, 4 (1): 101 - 118.

[51] 刘国恩, 李星宇, 石菊. 退休对我国居民健康的影响——基于 CFPS2010 数据的研究 [J]. 卫生经济研究, 2017 (7): 3 - 6.

[52] 刘国恩等. 国务院城镇居民医疗保险入户调查 2008 报告 [R], 北京大学光华管理学院, 2008.

[53] 刘慧侠. 转型期中国经济增长中的健康不平等研究

[M]. 中国经济出版社，2011.

[54] 刘精明. 中国基础教育领域中的机会不平等及其变化 [J]. 新华文摘，2008（5）：101－116.

[55] 刘坤，张楠，方玉凤，等. 国内外老年人健康不平等影响因素研究综述 [J]. 中国卫生政策研究，2014，7（5）：68－75.

[56] 刘西国. 经济赡养能增进老年人健康吗——基于2011年 CHARLS 数据的内生性检验 [J]. 南方人口，2015，30（1）：47－57.

[57] 刘远风. 新农保扩大内需的实证分析 [J]. 中国人口资源与环境，2012，22（2）：88－93.

[58] 卢洪友，祁毓. 环境质量，公共服务与国民健康——基于跨国（地区）数据的分析 [J]. 财经研究，2013，39（6）：106－118.

[59] 陆杰华，郭冉. 基于地区和社区视角下老年健康与不平等的实证分析 [J]. 人口学刊，2017（2）：57－67.

[60] 吕光明，徐曼，李彬. 收入分配机会不平等问题研究进展 [J]. 经济学动态，2014（8）：137－147.

[61] 马超，顾海，韩建宇. 我国健康服务利用的机会不平等研究——基于 CHNS2009 数据的实证分析 [J]. 公共管理学报，2014，11（2）：91－100.

[62] 马超，顾海，孙徐辉. 医保统筹模式对城乡居民医疗服务利用和健康实质公平的影响——基于机会平等理论的分析 [J]. 公共管理学报，2017，14（2）：97－109.

[63] 马超，宋泽，顾海. 医保统筹对医疗服务公平利用的政策效果研究 [J]. 中国人口科学，2016（1）：108－117.

[64] 马艳，张建勋，王琳. 《21世纪资本论》与中国机会

不平等问题研究 [J]. 学习与探索, 2015 (2): 95 - 101.

[65] 马艳, 张建勋. 不同所有制条件下的收入差距问题研究——基于机会不平等理论的视角 [J]. 财经研究, 2015 (5): 102 - 111.

[66] 穆怀中, 闫琳琳. 新型农村养老保险参保决策影响因素研究 [D]. 2012.

[67] 穆滢潭, 原新. 居住安排对居家老年人精神健康的影响——基于文化情境与年龄的调解效应 [J]. 南方人口, 2016 (1): 71 - 80.

[68] 潘杰, 雷晓燕, 刘国恩. 医疗保险促进健康吗? [J]. 经济研究, 2013 (4): 130 - 141.

[69] 齐良书, 李子奈. 与收入相关的健康和医疗服务利用流动性 [J]. 经济研究, 2011 (9): 83 - 95.

[70] 齐良书. 收入, 收入不均与健康: 城乡差异和职业地位的影响 [J]. 经济研究, 2006 (11): 16 - 26.

[71] 祁毓, 卢洪友, 张宁川. 环境质量, 健康人力资本与经济增长 [J]. 财贸经济, 2015 (6): 124 - 135.

[72] 祁毓, 卢洪友. 污染, 健康与不平等——跨越 "环境健康贫困" 陷阱 [J]. 管理世界, 2015 (9): 32 - 51.

[73] 曲卫华, 颜志军. 环境污染, 经济增长与医疗卫生服务对公共健康的影响分析——基于中国省际面板数据的研究 [J]. 中国管理科学, 2015, 23 (7): 166 - 176.

[74] 舍曼·富兰德, 艾伦·C·古德曼, 迈伦·斯坦诺. 卫生经济学 [M]. 中国人民大学出版社, 2010.

[75] 谭涛, 张茜, 刘红瑞. 我国农村老年人口的健康不平等及其分解——基于东中西部的实证分析 [J]. 南方人口,

2015, 30 (3): 57 – 68.

[76] 田艳芳. 健康对中国经济不平等的影响 [M], 中央编译出版社, 2015。

[77] 万广华. 不平等的度量与分解 [J]. 经济学 (季刊), 2008, 8 (1): 348 – 368.

[78] 王翠琴, 薛惠元. 新型农村社会养老保险收入再分配效应研究 [J]. 中国人口资源与环境, 2012, 22 (8): 140 – 146.

[79] 王甫勤. 社会经济地位, 生活方式与健康不平等 [J]. 社会, 2012, 2 (32): 125 – 143.

[80] 王洪亮, 邹凯, 孙文华. 中国居民健康不平等的实证分析 [J]. 西北人口, 2017 (1): 85 – 91.

[81] 王伟进, 曾毅, 陆杰华. 中国老年人的被动吸烟状况与其健康风险——基于个人生命历程的视角 [J]. 人口研究, 2014 (1): 100 – 114.

[82] 温秀芹, 韩玲玲, 赵洁. 社区高血压患者健康素养与基本公共卫生服务利用的相关性研究 [J]. 中国全科医学, 2015, 18 (13): 1518 – 1522.

[83] 吴愈晓. 中国城乡居民的教育机会不平等及其演变 (1978—2008) [J]. 中国社会科学, 2013 (3): 5 – 22.

[84] 肖应钊, 李登旺, 李茜茜, 等. 农村居民参加新型农村社会养老保险意愿影响因素的实证分析——以山东省试点为例 [J]. 社会保障研究, 2011 (5): 40 – 50.

[85] 徐晓红, 荣兆梓. 机会不平等与收入差距——对城市住户收入调查数据的实证研究 [J]. 经济学家, 2012, 1 (1): 15 – 20.

[86] 伊斯顿, David. 政治体系: 政治学状况研究 [M]. 商

务印书馆，1993.

[87] 詹姆斯·亨德森. 健康经济学 [M]. 人民邮电出版社，2008.

[88] 詹宇波. 健康不平等及其度量——一个文献综述 [J]. 世界经济文汇，2009 (3)：109 - 119.

[89] 张川川，陈斌开."社会养老"能否替代"家庭养老"?——来自中国新型农村社会养老保险的证据 [J]. 经济研究，2014，49 (11)：102 - 115.

[90] 张琳. 我国中老年人健康需求实证研究——基于性别和城乡的分析 [J]. 财经问题研究，2012 (11)：100 - 105.

[91] 张文娟，李树茁. 子女的代际支持行为对农村老年人生活满意度的影响研究 [J]. 人口研究，2005，29 (5)：73 - 80.

[92] 张晓波. 中国教育和医疗卫生中的不平等问题 [J]. 经济学（季刊），2003，2 (2)：405 - 416.

[93] 张晔，程令国，刘志彪."新农保"对农村居民养老质量的影响研究 [J]. 经济学（季刊），2016，15 (1)：817 - 844.

[94] 赵广川，马超，顾海，等."环境"还是"努力"?——医疗服务利用不平等的夏普里值分解 [J]. 经济学报，2015 (3)：84 - 114.

[95] 赵晶晶，李放. 养老金收入对农村老年人劳动供给的影响——基于 CHARLS 数据的实证分析 [J]. 农业经济问题，2017 (3)：63 - 71.

[96] 朱亚鹏，李斯旸. 目标群体社会建构与政策设计框架：发展与述评 [J]. 中山大学学报（社会科学版），2017，57 (5)：163 - 172.